MRIに強くなるための原理の基本やさしく、深く教えます

物理オンチでも大丈夫。撮像・読影の基本から最新技術まで

山下康行／著
（熊本大学大学院生命科学研究部 放射線診断学分野）

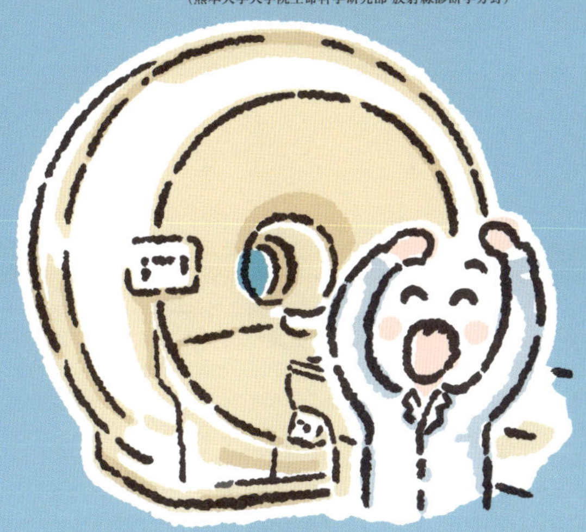

羊
YODOSHA

謹告

本書に記載されている診断法・治療法に関しては，発行時点における最新の情報に基づき，正確を期するよう，著者ならびに出版社はそれぞれ最善の努力を払っております．しかし，医学，医療の進歩により，記載された内容が正確かつ完全ではなくなる場合もございます．

したがって，実際の診断法・治療法で，熟知していない，あるいは汎用されていない新薬をはじめとする医薬品の使用，検査の実施および判読にあたっては，まず医薬品添付文書や機器および試薬の説明書で確認され，また診療技術に関しては十分考慮されたうえで，常に細心の注意を払われるようお願いいたします．

本書記載の診断法・治療法・医薬品・検査法・疾患への適応などが，その後の医学研究ならびに医療の進歩により本書発行後に変更された場合，その診断法・治療法・医薬品・検査法・疾患への適応などによる不測の事故に対して，著者ならびに出版社はその責を負いかねますのでご了承ください．

はじめに

私はMRIの画像を見るようになってから，かれこれ30年になりますが，いまだにMRIは難しいなと思っています．あまりの難しさゆえに，最近では完全にブラックボックス化してなんだかよくわからないけど磁石を使っていろんな画像がとれるのが，MRIだと思っている人が大部分だと思います．おそらく，日常臨床においてはそれでも何とかなるとは思いますが，ちょっとMRIをかじるとたちまち壁にぶつかります．MRIはCTと違って画像にさまざまのファクターが絡んできます．だから逆にいろいろのことがわかるのですが，出てきた画像をどう解釈するか悩むことも少なくありません．

MRIが世のなかに出たころはみんな必死で勉強していましたが，MRIの進歩は早く，なかなかついていけません．勉強しようにも世のなかにはMRIの基本的なことを丁寧に説明してある本はなく，みんななかなかスタートが切れないでいるようです．

そんな中，本書はこれからMRIを勉強しようという人のために，数学も物理も苦手な臨床医がテーマをMRIの基礎に絞って書いた本です．できるだけ図解し，何度も何度も推敲を重ね，わかりやすい表現にしたつもりです．おそらく世界で一番わかりやすいMRIの本ではないかと思います．しかし，同時にMRIの本質にもかなり深いところまで迫っているのではないかとも思っています．MRIを読影する人あるいは機器を操作する人，あるいはもう一度基礎からMRIを見つめ直したい人など，一人でも多くの人にMRIをより理解してほしい，そんな思いで本書を執筆しました．本書を読めばMRIの解釈の幅が格段に広がることを請け負います．

最後に，何度も何度も原稿を読んでいただいて，最後には誰よりもMRIをわかるようになられた編集者の庄子美紀さん，ゲラを読んでいろいろと意見をくれた熊本大学の若手医師の皆さん，愉快な挿絵を書いてくれたメディカルアーツ代表　橋本ユリコ氏に心より感謝を申しあげます．

2018年3月

山下康行

MRIに強くなるための原理の基本 やさしく、深く教えます

物理オンチでも大丈夫。撮像・読影の基本から最新技術まで

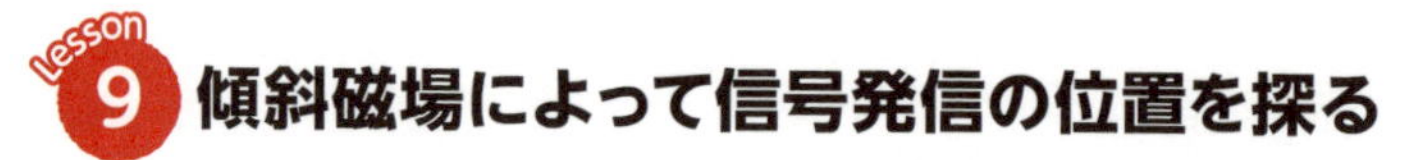

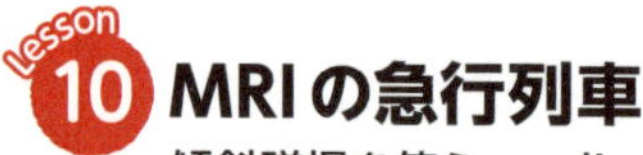

Color Atlas

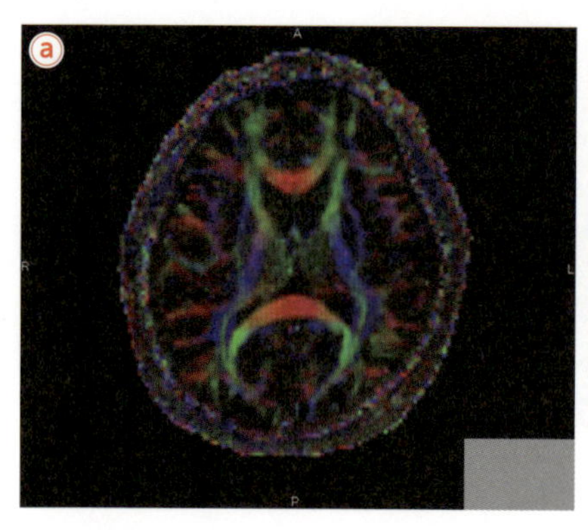

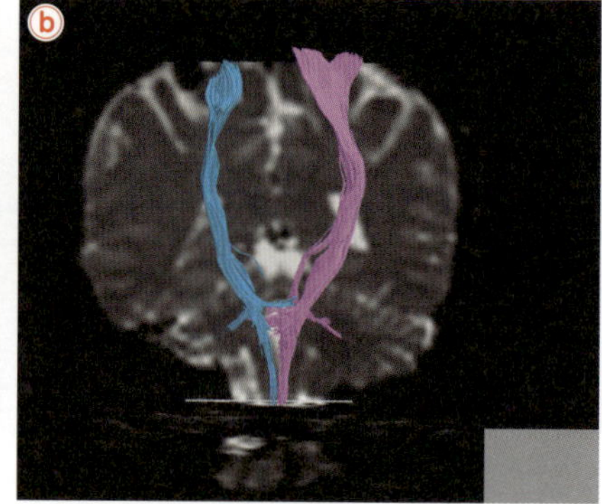

● 拡散テンソル画像（本文 p.136 の図 16-10 参照）

ⓐベクトルカラーマップ，ⓑ錐体路の拡散テンソル画像.
拡散検出磁場の方向を6方向以上変えて，プロトンがどちらの方向に動きやすいかで，神経線維束の走行を推定するものである．ベクトルカラーマップでは前後方向が緑，上下方向が青，左右方向が赤で表示されている．この画像をもとに始点と終点となる関心領域を設定し，複数のスライスを追跡して，神経線維束を求めたものが拡散テンソル画像である.

MRIに強くなるための原理の基本 やさしく、深く教えます

物理オンチでも大丈夫。
撮像・読影の基本から最新技術まで

Lesson

0 MRIを学ぶ前に

MRIはよく原理が難しいと言われます．確かにX線検査と比べると画像化のプロセスが複雑で，かつさまざまな種類の画像が撮像されます．そして基本的なT1強調画像，T2強調画像以外にたくさんの種類があって，読影も複雑です．MRIの原理がわかるためにはある程度順序だった勉強が必要ですが，その前に診療におけるMRIの位置づけやMRIを理解するのに最低限必要な基礎知識をLesson 0として説明します．

1 MRIとは？：CTとの違い

MRIもCTも同じように体の断層画像が得られます．CTはX線を使い，MRIは磁石を使います．そしてCTではX線の吸収値の違いが画像のコントラストにそのまま反映されます．空気などのX線を通すものは黒っぽく，骨などの通しにくいものは白っぽく表示されます．とてもわかりやすいですね（図0-1ⓐ）．

しかしMRIはちょっと複雑です．MRIでは水素原子（プロトン）がもつ磁石としての性質を利用しています（参照 Lesson 1-1）．それではプロトンの量が多ければ大きな信号が得られるかというとそうとも限りません．もちろんプロトンがほとんどない状態，例えば空気などは無信号ですが，プロトンの量だけではなく，プロトンが置かれた状態（例えば水として存在するか，脂肪として存在するかなど）や環境によって信号が大きく変わってきます．この環境をあらわす目安が**緩和**用語解説です．後で詳しく述べますが，緩和にはT1緩和とT2緩和の２種

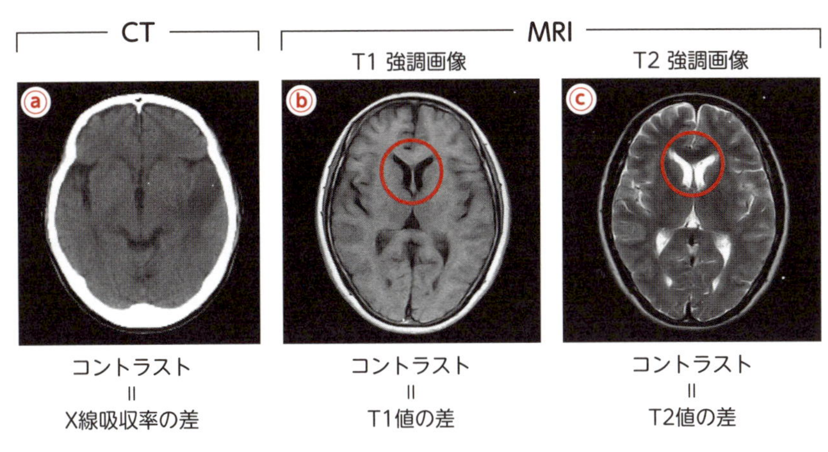

図0-1 ● CTとMRIの違い

ⓐCT，ⓑT1強調画像，ⓒT2強調画像．
CTでの画像コントラストはX線の吸収値の差によるが，MRIではT1強調画像，T2強調画像のコントラストの違いはそれぞれT1，T2値の差による．脳脊髄液（○で囲った部分）が黒っぽい（低信号）のがT1強調画像，白っぽい（高信号）のがT2強調画像．

類があり（参照 Lesson 4-2），さまざまな物質で固有の値を示します．つまり，MRIではプロトンの密度以外にその組織のT1緩和の値（T1値）とT2緩和の値（T2値）がコントラストに影響します（図0-1ⓑ，ⓒ）．

臨床の現場ではMRIは撮像の条件をいろいろ変えて，このT1緩和を強調したり（**T1強調画像**），T2緩和を強調したりします（**T2強調画像**）．このような理由で，MRIでは撮像の画像の種類がかなり多く検査の時間もかかります．

用語解説 RFパルスを加えたプロトンがエネルギーを放出しながらゆっくり元の状態に戻っていく過程は，緩和と呼ばれる．その過程はベクトル的に横方向と縦方向に分けて考えることができる．横方向に関してはすみやかに戻り，横緩和（T2緩和）とよぶ．一方，縦方向にはゆっくり戻り，縦緩和（T1緩和）とよぶ（参照 Lesson 4）．

2 MRIとCTはどのように使い分けたらいいのですか?

MRIの利点はCTと比較して，**コントラストがよい**こと，**いろいろな断面が簡単にとれる**こと，**被曝がない**ことなどがあげられます．一方欠点としては撮像時間が長いため，**動きのある臓器は苦手**なこと，**体内にペースメーカーや金属があると検査が困難**なこと，**音がうるさい**こと，**骨は見えない**こと，通常**空間分解能があまりよくない**こと（微細な構造があまり見えない），**検査の費用が高い**ことなどがあげられます．

このような理由から，呼吸などの動きの影響を受ける胸部や腹部では一般にCTが優れています．特に肺は圧倒的にCTが優れています．また外傷などの検査もCTがよいでしょう．それ以外であれば，頭，脊椎，乳腺，骨盤内臓器，四肢など全般的にMRIの方が勝っています．肝臓に関してはこれまではCTが施行される機会が多かったのですが，新たにMRIで肝臓に特化した造影剤も発売され，MRIによる検査の機会も増えています．

最近では心臓もCTやMRIで検査をしますが，現状では冠動脈の評価ではCTが，心筋の評価ではMRIが優れているようです．

3 静磁場磁石と1.5テスラ，3テスラMRI

MRIでは生体（組織）内の多くのプロトンをひとつの棒磁石のようにするために強力な磁石が必要です．これを静磁場磁石とよびます．磁石の強さの単位をテスラ（T）といい，MRI装置には，1.5テスラ，3テスラなどがあります．

静磁場磁石は大きく分けると超伝導磁石と永久磁石に分けられます（図0-2）脚注．一般に超伝導磁石は高磁場，永久磁石は低磁場の装置で使われています．超伝導磁石はリニアモーターカーなどにも使われ，

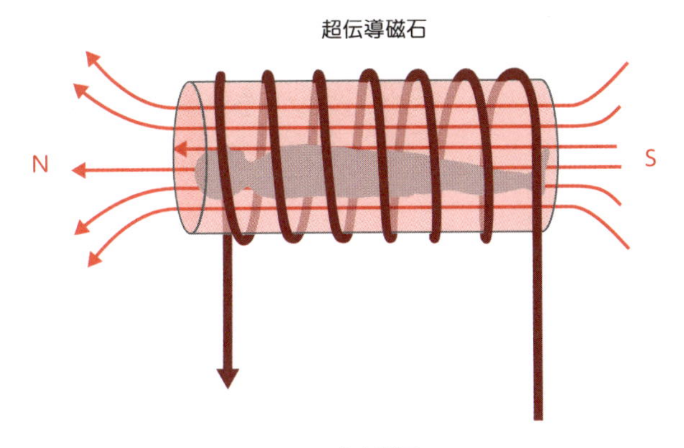

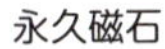

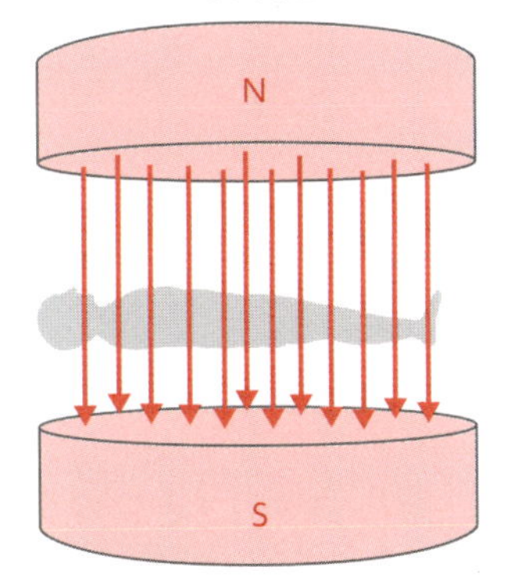

図 0-2 ● 静磁場磁石の種類

MRI装置では静磁場磁石は超伝導磁石か永久磁石が使われる．超伝導磁石は導線（→）が円筒状に巻かれており，磁場（→）は体軸方向に走るが，永久磁石では磁場は垂直となる．

液体ヘリウムで超低温状態にして，電気抵抗をほぼゼロにして電流を流し，磁場を発生させています．一方，永久磁石は通常の鉄の塊の磁石ですが，非常に大きなものが必要です．

一般に強い磁力を得るには超伝導磁石が有利で，世界的には1.5テ

脚注 ほかに常伝導磁石もあるが，現在はほとんど用いられなくなった．

スラの超伝導のMRIが最もよく使われています．また最近では超高磁場と言われる3テスラのMRIも普及しつつあります脚注．3テスラの装置は高価となります（数億円）．研究目的の7テスラのMRIも存在します．一方，わが国では低コストの0.3テスラの永久磁石のMRIも民間の病院を中心に使われています．

4 MRIはどのように読影するの？

MRIの読影は難しいと言われます．確かにT1強調画像やT2強調画像ばかりではなく，FLAIRやSTIRなどさまざまなパルス系列用語解説があってなんだか複雑そうです．しかし，基本的にはT1強調画像とT2強調画像を組合わせてその組織を推定すればよいのです．CTはX線の吸収値の差だけで読影するのですが，MRIは組合わせの要素が多い分，逆に組織の絞り込みが容易です．

MRIの読影においては2つのステップを踏みます．

①読影する画像がT1強調画像かT2強調画像かを判定する

特別なパルス系列を除いて，少なくとも診療で使うパルス系列はT1強調画像かT2強調画像です．この区別は簡単です．**水が黒い画像がT1強調画像で，白い画像がT2強調画像**です．水の信号は脊髄液や膀胱などを見ればわかります（**図0-1ⓑ，ⓒ**）．

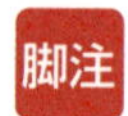
1.5テスラや3テスラの機器とは機器の静磁場の違いを指す．強い静磁場の装置では強い信号が得られるが，磁場が不均一になりやすいため，高精度のシステムが必要となる．

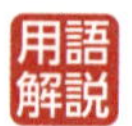
パルス系列…MRIでは信号を得るために，一定のタイミングで電磁波を加えたり，磁場を反転する必要がある．この設計図をパルス系列とよぶ．

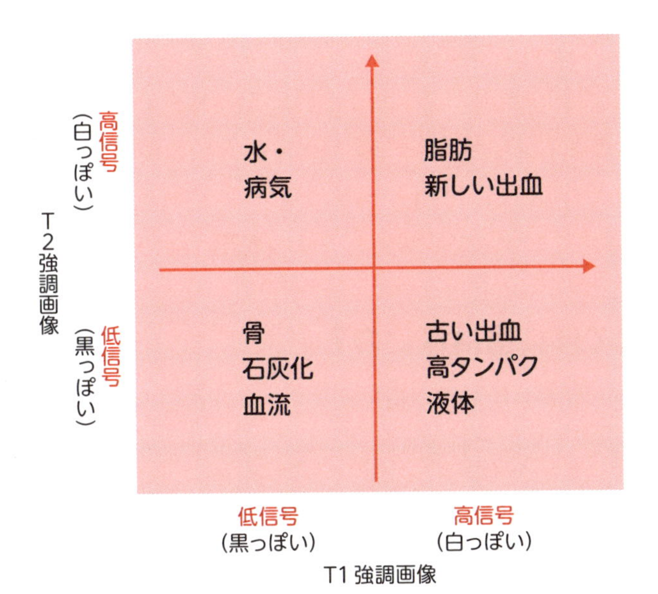

図0-3●MRI読影の基本となる4グループ

MRIの信号強度のパターンはT1強調画像，T2強調画像で低信号あるいは高信号の4つのマトリックスに分けられる．

②T1強調画像とT2強調画像で組織を推定する

MRIで撮影した組織はT1強調画像，T2強調画像の画像において白っぽい（高信号）か，黒っぽい（低信号）かに分かれます．それぞれ白黒がありますので，組合わせは4通りしかありません（図0-3）．この組合わせで水か脂肪かなどを推定します．多くの病気は，癌であれ，梗塞であれ，炎症であれ大なり小なり水っぽいので，T1強調画像で低信号，T2強調画像で高信号です．また線維組織は水（プロトン）が少ないので，T1強調画像，T2強調画像ともに低信号です．血流も流れているためプロトンが逃げていきますので，多くの場合，両方で低信号です（例外は後述．参照 Lesson 14-1）．脂肪と出血はT1強調画像でもT2強調画像でも高信号となります．そのため，T1，T2強調画像だけでは脂肪と出血の区別ができないので，これらを鑑別するには脂肪抑制画像が有効です．粘液や陳旧化し粘稠度が高くなった出血はT1強調画像で高信号，T2強調画像で低信号となります脚注．

これだけ覚えればMRIの画像の99％は読影可能です．あとは特殊な例外がありますので，後述します（参照 Lesson 7）．

5 MRIって体に害はないの？

CTでは電離放射線であるX線を使いますので，検査を行うと大なり小なり被曝は避けられません．一方，MRIでは磁場を使っているため被曝はありません．必ずしも人体への影響がすべてわかっているわけではありませんが，MRIによる影響はきわめて小さいと考えられています．しかし，RFパルスによる発熱や傾斜磁場による影響も全くないわけではありません．特に体内に磁性体（ペースメーカーや金属性の脳動脈瘤クリップ，刺青など）をもった人は危険ですので，よく確認してから検査をする必要があります．最近では手術の材料は非磁性体を用いることが多くなり，MRI対応のペースメーカーも発売されていますが，以前に治療を受けた人ではよく調べる必要があります．

6 数学や物理が苦手でも，MRIは理解できますか？

確かにMRIは磁場や電波を使うので，ある意味物理学の塊のような機械です．ちょっと基礎をかじろうとするとサイン，コサイン，フーリエ変換などが出てきてもうアウトですね．しかし，実際にMRIを使う人にとってそのような難しい理屈はほとんどいりません．そのような数式は抜きにして**MRIをイメージで理解すること**を目的に本書を執

脚注 古い出血では液体が粘稠となるためT2値が短縮し，T2強調画像での信号強度が低下する（参照 Lesson 7-3）．卵巣のチョコレート囊胞などで見られる．

筆しました.

ただ，あらかじめ理解してもらいたいことが2つだけあります.

❶回転の話：位相φ

1つめは1点を中心にぐるぐると回転する棒磁石の話です．MRIでは生体内の小さな磁石であるプロトンが強力な磁場のなかでぐるぐると回っています．そのため回転についてある程度の知識が必要ですので，ちょっとつきあってください.

図0-4は磁石がある一点を中心に回転している様子です．話を簡単にするために磁石を図中の●と●に置き換えましょう．1秒間に何回回転しているかが**回転数（f）**です（$\omega=2\pi f$）．そしてある時点で原点0から何度ずれているかを**位相（φ）**とよびます.

この回転の様子をy軸方向から眺めた場合，次のような三角関数であらわされます（図0-4）.

$$y=M\sin(\omega t+\phi)$$

M：磁石の強さ，t：時間，ω：角速度（$\omega=2\pi f$），φ：位相

ここで2つの磁石が回転していると仮定してください（図0-5）．上段ではある瞬間に両方とも磁力が同じ方向を向いています（位相が揃うと言います）．外側から見ると2倍の大きさの磁石が回転していることとなります．このように2つの矢印が同じ方向を向いたとき（位相が揃ったとき），磁力は2倍の大きさになります．このような状況を**in phase**とよびます．一方，下段のように逆向きになった場合，つまり位相が180°ずれた場合は**opposed phase**とよび，磁力としてみた場合，打ち消しあって磁石は0となります.

また多くの磁石がある状態を考えてみましょう（図0-6）．磁石の向き（図中の➞）が位相と考えて結構です．向きがバラバラ（位相がバラバラ：incoherent）だと全体としての磁力は打ち消されて0です.

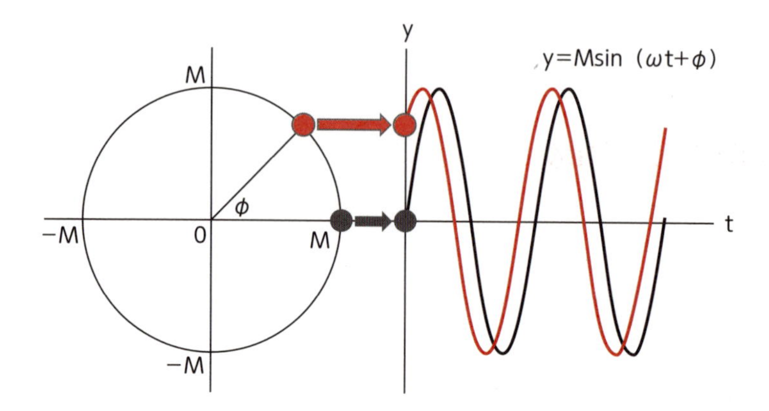

図0-4●三角関数による回転の表現法（磁石が原点0に対して回転しているイメージ）

原点0の周りを回転している点は時間の関数でy＝Msin（ωt＋ϕ）と表すことができる（Mは磁石の強さ，ωは角速度（ω＝2πf），ϕは位相）．●と●は同じ回転数（f）で回転しているが，回転の角度はϕずれており，ϕを位相とよぶ．

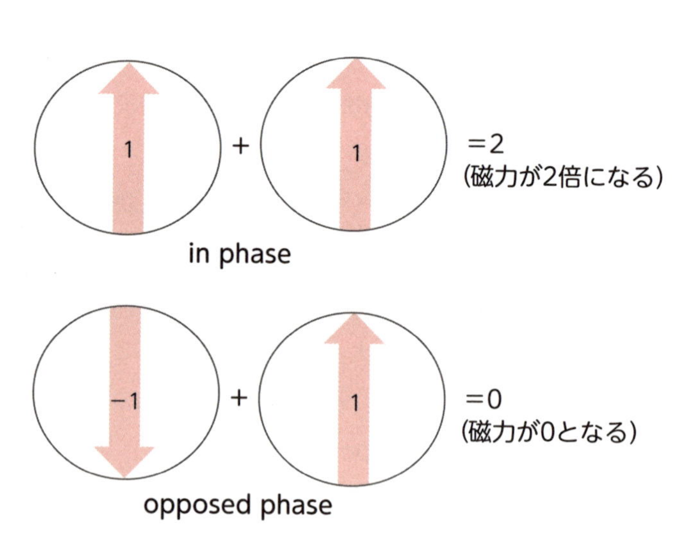

図0-5●In phaseとopposed phase

2つの磁力が同じ方向を向いたとき（位相が揃ったとき）をin phase，逆向きになったとき（位相差180°）をopposed phaseとよぶ．

位相がバラバラ (incoherent)

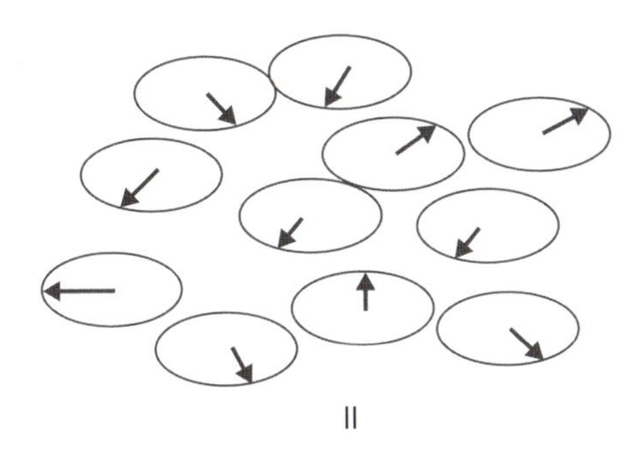

磁力は0

位相が揃う (coherent)

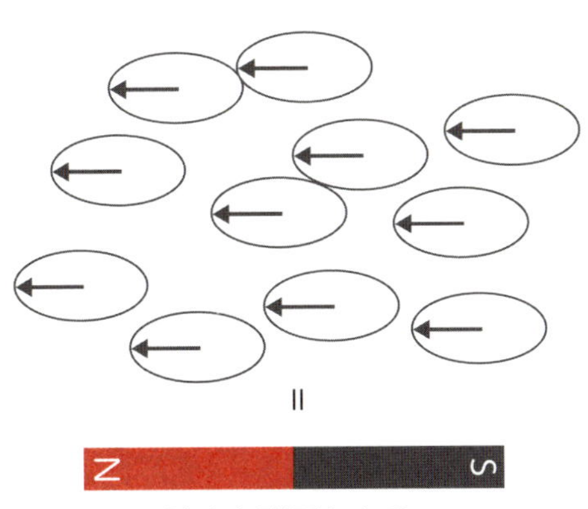

強力な磁石となる

図 0-6 ● 位相の incoherent と coherent
磁石の向きがバラバラだと全体としての磁力は打ち消されて0だが，同じ方向を向くと強力な磁石となる．

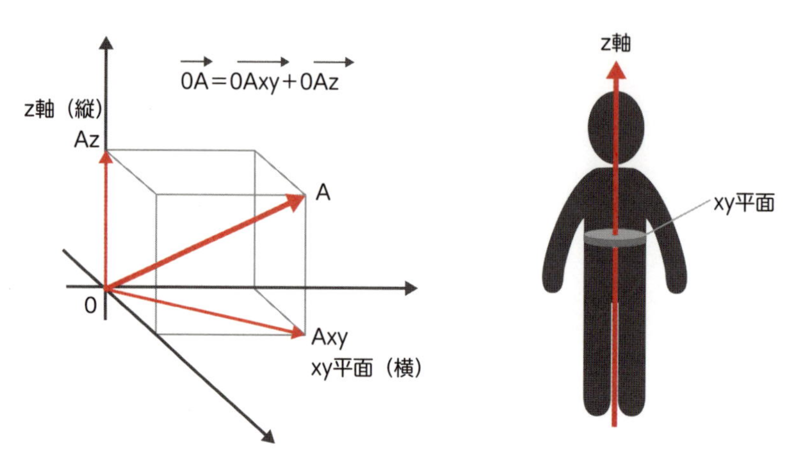

図0-7 ● ベクトル
MRIでは体軸方向をz軸，直交する横断面をxy平面と定義します．このときベクトル0Aは$0A_{xy}$と$0A_{z}$に分けることができる．

一方，みんなが同じ方向を向く（位相が揃う：coherent）と強力な磁石となります．

❷ベクトルの話：ベクトルXYZ

もう1つはベクトルの話です．MRIでは人体という立体を扱っています．そこでMRIは便宜上，**体軸方向をz軸**，**横断面をxy平面**としています（図0-7）．MRIではよく，縦緩和，横緩和などの言葉が出てきますが，この**縦方向がz軸方向**，**横方向がxy平面**を指します[脚注]．

ここで，立体上で，0A方向の矢印があるとします（図0-7）．これはベクトル的には

> 0Aのベクトル＝0Axyのベクトル＋0Azのベクトル

と，表現されます．

脚注 MRでは任意の断面が撮像できるため，縦，横は必ずしも固定されたものではないが便宜上，このように理解しておく．

つまり，0Aのベクトルはxy平面（横方向）とz軸（縦方向）に分けて考えることが可能です．MRIではこのように縦横に分けて考えることがよくありますので，しっかり押さえておいてください．

これだけわかっていれば十分です．

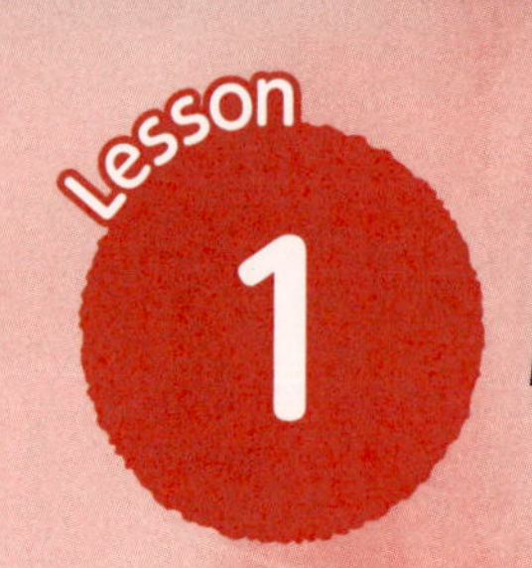

プロトンは磁石

MRIは生体のプロトンの磁石の性質（スピン）を利用している

Chart

MRIは電荷を有する水素原子—プロトン（H^+）を磁石のなかで画像化しています．プロトンは生体内では水か脂肪として存在します．MRIは生体内の水と脂肪を画像化しています

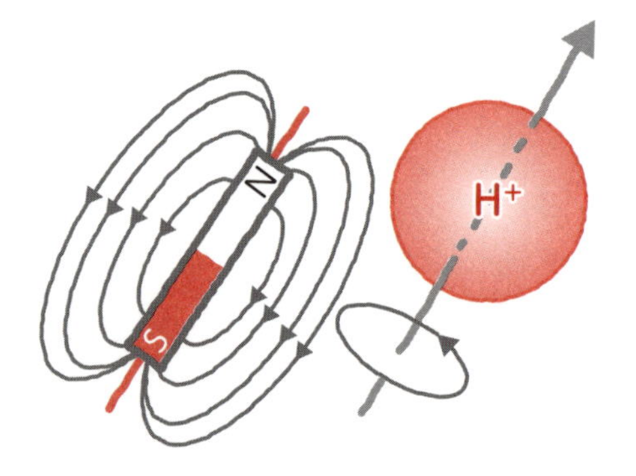

プロトン（H^+）は電荷をもって回転しており，磁石としての性質（スピンとよぶ）をもっている．

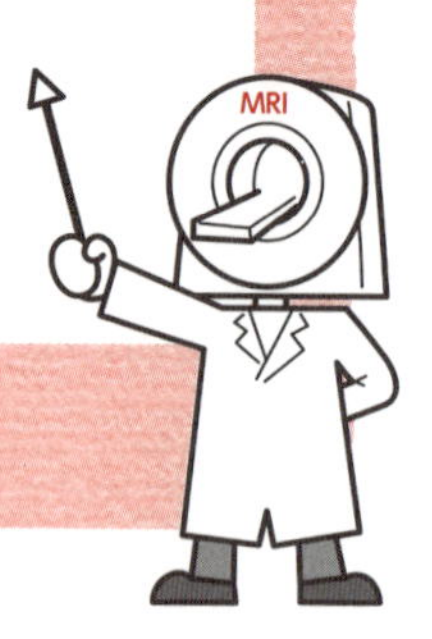

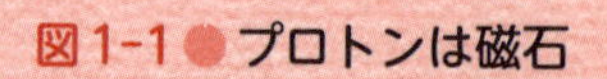
図1-1 ● プロトンは磁石

1 プロトンは電荷をもって回転し，磁場をつくる

MRIでは磁石の性質を使って人体を画像化しています．磁石といっても頭に浮かぶのは鉄製の馬蹄形の永久磁石や電磁石ですね．ところが生体も無数の磁石の固まりなのです．というのは体の中に最もたくさん含まれる水素原子核，つまり陽子（プロトン，H^+）がじつは磁石なのです．

プロトンは正の電荷をもって，すごい速度で回転し，磁場をつくっています．このようなプロトンの磁石としての性質を「スピン」と言います（図1-1）．

生体ではこのような磁石としての性質はプロトン以外に^{31}P（リン），^{13}C（炭素），^{14}Na（ナトリウム），^{19}F（フッ素）などでもみられるのですが，とても微量であり，臨床のMRIではプロトンが用いられています．

2 MRIは水と脂肪の中にあるプロトンを画像化する

生体ではこのプロトンは多くは水か脂肪として存在します．通常は水と脂肪のプロトンを一緒に見ています．プロトンは生体内には無数に存在し，個々のプロトンはそれぞれ小さな磁石とみなすことができます．プロトンは一部タンパク質などとしても存在しますが，量はわずかであり無視して構いません．また水と脂肪の共鳴周波数は少し異なっており，これを分離して画像化することも可能です（参照 付録2）．

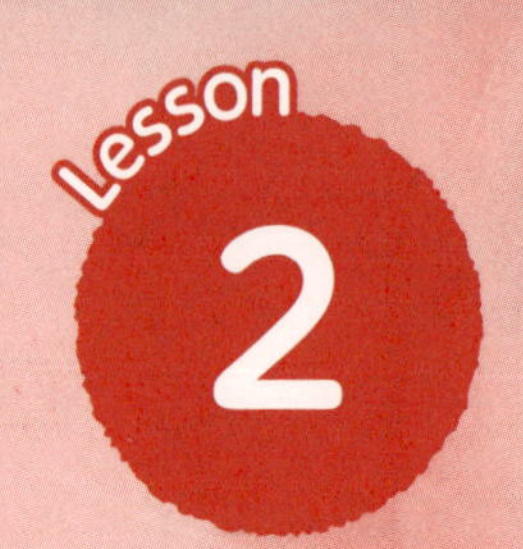

磁場の中でのプロトンの挙動
コマのように回転し，上向きの磁石となる

Chart

MRIの強い静磁場の中でプロトンは猛烈な速度で回転しています．上向きと下向きにわかれ，全体としては上向きの磁石となります

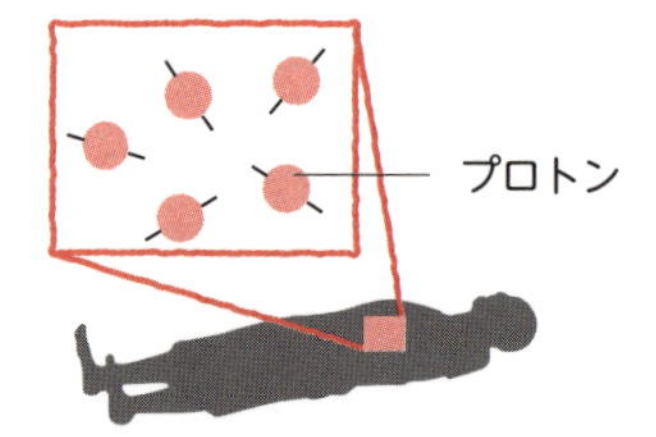

外磁場のない状態ではスピンの方向も軸もバラバラ

ⓑ

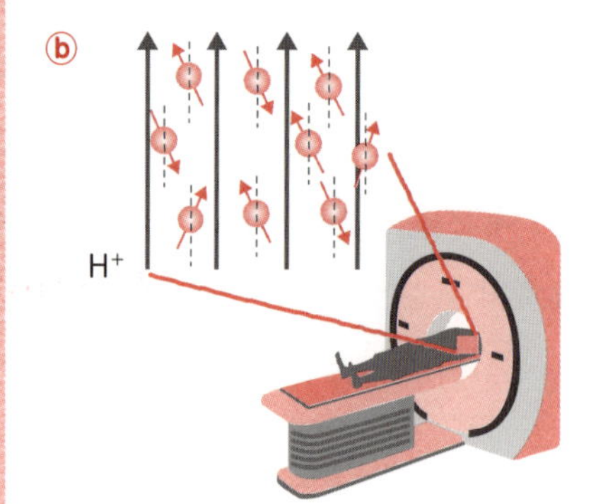

磁場の中では一定方向を向いて回転している（歳差運動という）

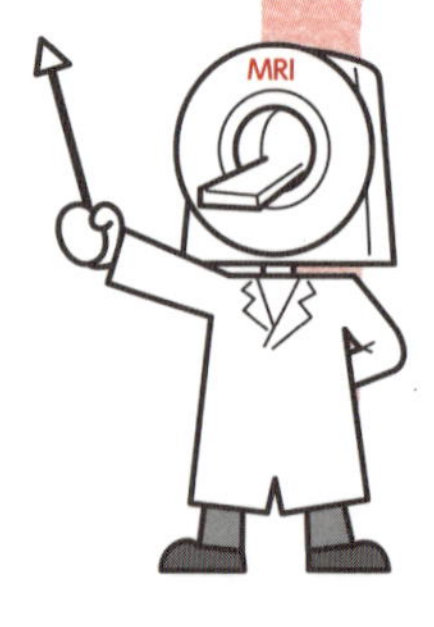

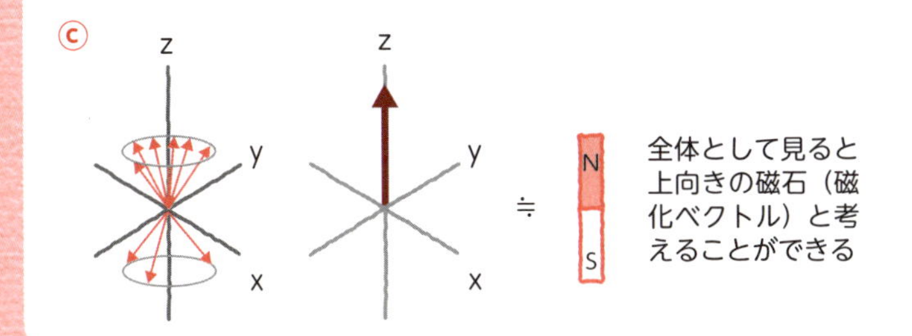

図2-1 ● 磁場の中でのプロトンの挙動

ⓐ通常の状態ではスピンはバラバラの方向を向いており，磁石としての性質を示さない．
ⓑMRIの静磁場の中ではスピンは磁場の強さに応じた歳差運動を行い，上向きのスピンと下向きのスピンに分かれるが，上向きの方が少し数が多い．
ⓒベクトル的に考えると上向きの磁石と考えることができる．

1 磁場の中でプロトンは上向きと下向きの磁石にわかれて猛烈な速さで回転している

人体中には1cm^{3}当たり10^{23}個のプロトンが存在すると言われています．ところが普通はみんなバラバラの方向を向いていて，磁石としての性質はありません（図2-1ⓐ）．ところがMRIの機械の中に入って，外から強い磁場を与えると状況が一転します．

磁石の中でそれぞれのプロトン（これから先は磁石の性質を尊重してスピンとよびます）はコマのように少し傾いてすごい速度で回転をはじめます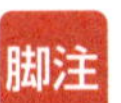．この回転周波数を**ラーモア周波数**と呼びます．このようなコマのような運動を**歳差運動**とよびます（図2-2）．そして，すべてのスピンは上向きか下向きに整列します．上向きの静磁場の中では上向きが少し多く，全体的には上向きの方向に向きます（図2-1ⓑ）．それぞれはランダムにいろいろな方向を向いています．

脚注　1.5テスラの磁石の中ではプロトンは1秒間になんと63,900,000回転もの速度で回転している（63.9MHzということになる）．

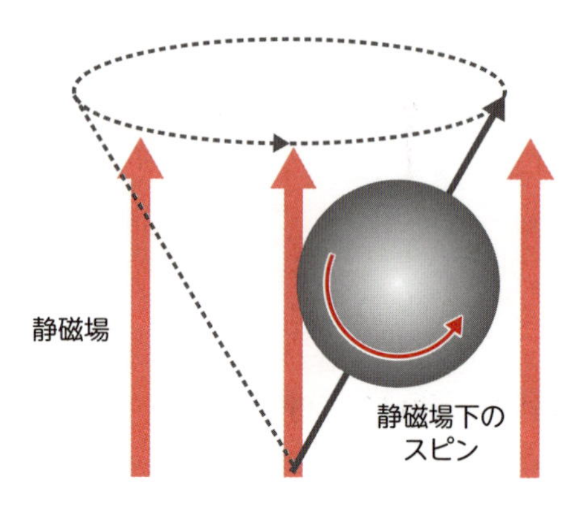

図 2-2 ● 歳差運動

静磁場の中で，スピンはコマのように回転している．その回転周波数はラーモア周波数とよばれ，1.5 テスラの MRI では 63.9MHz である．

図 2-1 ⓒを見てください．xy 平面と z 軸で話をすると，xy 平面でスピンはバラバラな方向を向いており（位相がバラバラ），その確率はどの方向にも均一であるため xy 平面の成分はすべて打ち消されてしまいます．一方，z 軸に関しては上向きのスピンの数＞下向きのスピンの数です．静磁場のなかでスピンが xy 平面についてはバラバラの方向を向いていて，上向きのスピンの方が少し多いということは，トータルで考えると xy 平面でのベクトル成分は 0 であり，全体で上向きの磁石（全体で一つの磁石とみなすため**磁化ベクトル**と呼びます）として安定した状態になっていることを意味します．

X 線を用いなくとも MRI で人体が画像化できるのは，生体内の無数のプロトンが磁石として働いてくれるためです．

2 MRIでは強い磁場が必要

MRIでは外部から一定の強い磁場を加えていますが，その磁場を**静磁場**といいます．1.5テスラや3テスラというのはこの静磁場の磁力のことです．どうしてこのように強い静磁場が必要かを説明します．

上向きのプロトンと下向きのプロトンの数の差はじつは非常にわずかで，1.5テスラのMRIで10万個に1個程度です（3テスラではその2倍で2個です）．しかしプロトンは1 cm^3におよそ10×10^{23}個存在しますので，この1個の差でも非常に大きな差となります（1 cm^3あたり10^{18}個）．この数の差は静磁場の強さに比例します．この数の差が信号の大きさに直結しますので，高磁場のMRIでは強い信号が出てきます．

また，スピンの回転周波数（ラーモア周波数）も静磁場の強さに比例します．水のプロトンの回転周波数は1.5テスラのMRIでは63.9MHzでしたが，3テスラのMRIでは倍の127.8MHzとなります．

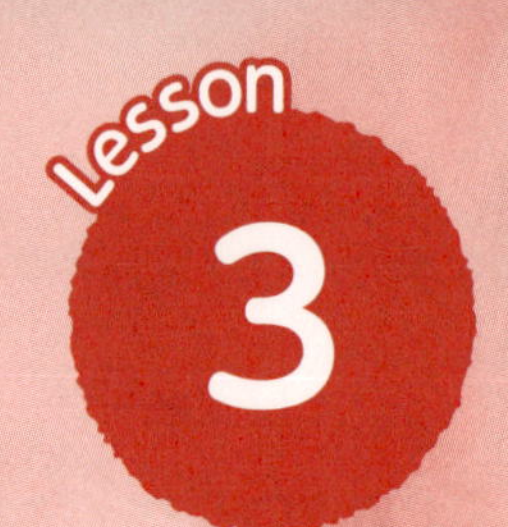

磁気共鳴現象とは…

磁場の中のプロトンにRFパルスを印加することによって共鳴→励起→緩和が起こるプロセス

Chart

MRIの磁場の中に入っただけでは，画像はつくれません．プロトンの磁石の情報をとり出すために，MRIでは電磁波（RFパルス）を加えます

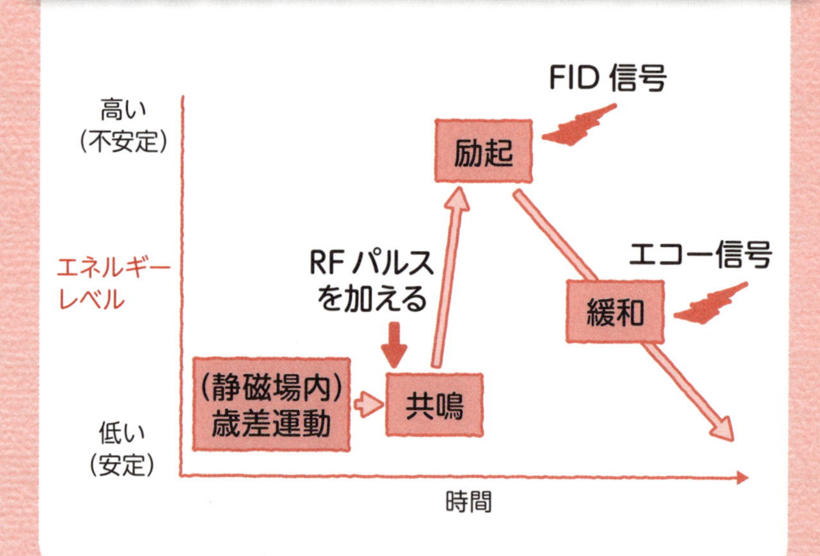

図3-1 ● 磁気共鳴現象とは…

強い磁場下のプロトンにRFパルスを印加することによって，共鳴→励起→緩和が起こるプロセスのこと．MRIではRFパルス直後にFID信号，180°パルスを加えた後，緩和の途中でエコー信号が発生する．スピンエコー法ではエコー信号，グラディエントエコー法ではFID信号を集めて，体内の組織を画像化する．RFパルス，励起，緩和については用語解説も参照用語解説

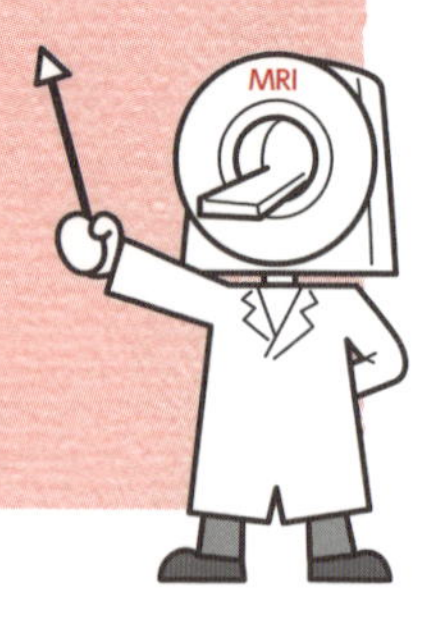

1 磁気共鳴現象の大まかな流れ

磁気共鳴現象はMRIの最も基本となる現象で，その理解は非常に重要です．その流れを大まかに見てみましょう．

強い磁場下のプロトンにRFパルスを加える（印加する）と，スピンは**共鳴**します．その結果スピンは**励起**され，真上を向いていた磁化ベクトルが90°倒れます．その後ゆっくりと**緩和**（元の状態に戻ること）が起こります（図3-2）．MRIではこのプロセスの中で180°パルスや傾斜磁場によって発生する信号を集めて，画像をつくります．

エネルギーの立場で説明すると，プロトンは共鳴を通じて外部のRFパルスのエネルギーを吸収して安定した状態（低いエネルギーレベル）から不安定な状態（高いエネルギーレベル）へ励起されます．その後，ゆっくりと緩和が起こり，元の状態（低いエネルギーレベル）へ戻っていきます脚注（図3-1）．以下に共鳴・励起・FID信号発生について解説します．なお，緩和については後で詳しく解説します（参照 Lesson 4）．

用語解説

RFパルス：静磁場に垂直な方向に照射する電磁波で，その周波数はスピンの共鳴周波数に一致させる必要がある．スピンの磁化ベクトルを90°倒す大きさのRFパルスを90°パルス，180°倒すRFパルスを180°パルスという．

励起：RFパルスのエネルギーを吸収して，高いエネルギー状態になること．

緩和：スピンがRFパルスのエネルギーを吸収して励起された後に，そのエネルギーを放出しながら，元の状態に戻っていく過程．

脚注 熱力学的にすべての物質はエネルギーの高い不安定な状態からエネルギーの低い安定な状態へ向かう．

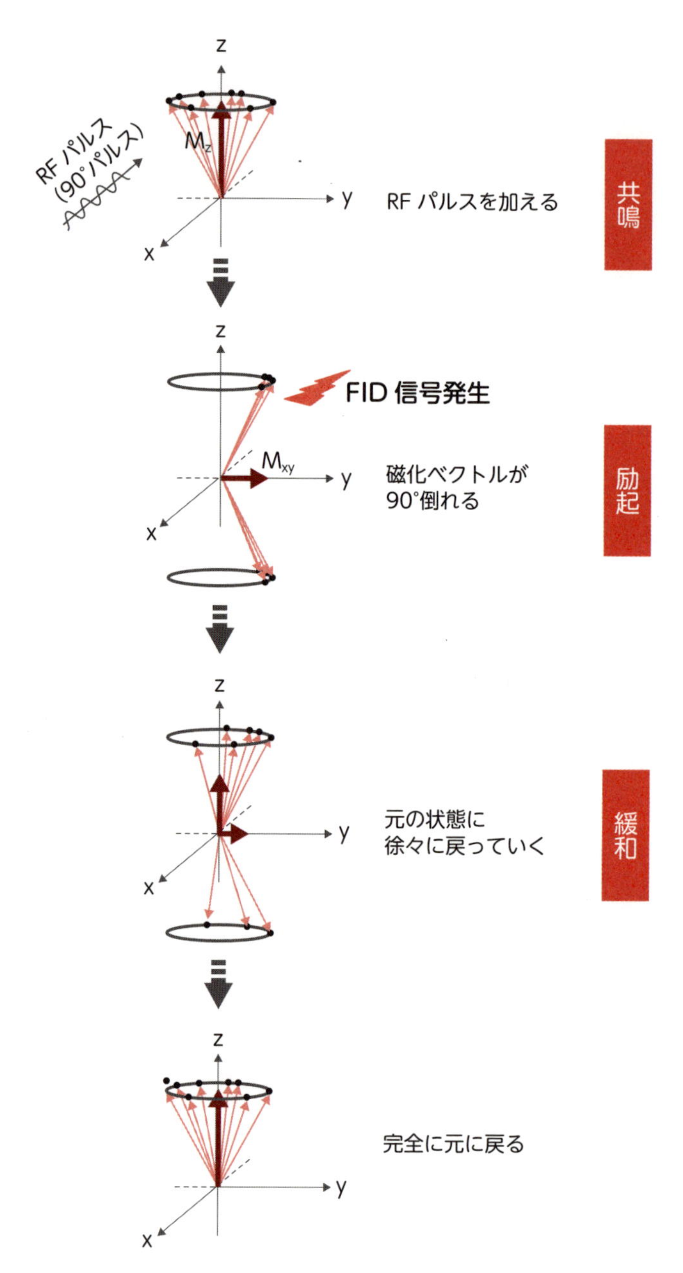

図 3-2● 共鳴→励起→緩和のベクトル的な説明

強い磁場下のプロトンにRFパルス（90°パルス）を加えると，プロトンは共鳴し，励起され，真上を向いていた磁化ベクトルが90°倒れる．その後，ゆっくりと緩和し元の状態へ戻っていく．

2 まず, スピンが共鳴して励起が起こる

磁場の中のプロトンに対して，**スピンの回転運動の周波数に一致した周波数**脚注（**1.5テスラでは63.9MHz**）の**RFパルス**を加えると，プロトンはエネルギーを吸収し**励起**されます．これは音叉を叩くと周りにある同じ振動周波数をもつ音叉も自然と響きはじめる現象と似ており，**共鳴**とよばれます（図3-3）．そして共鳴が起こる回転周波数が**共鳴周波数**です．

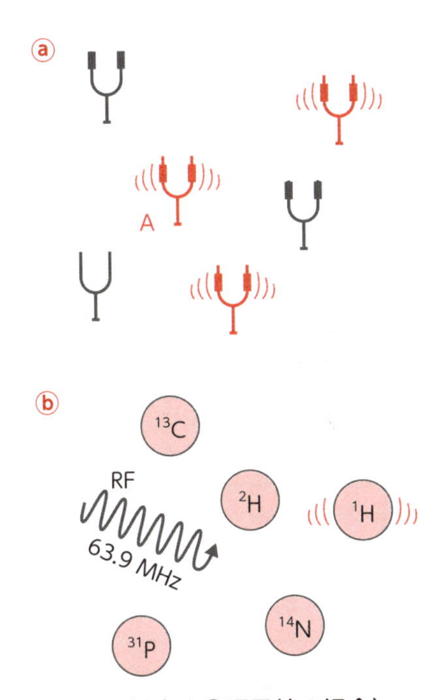

図3-3● 共鳴とは（ⓐ音叉の場合，ⓑ原子核の場合）
ⓐ音叉Aを叩くと，これと同じ振動数に調律された音叉のみが共鳴して鳴り出す．ⓑ同様にある周波数のRFパルスを加えると同じ共鳴周波数の原子核のみが共鳴して，励起される．

脚注 この電波の周波数がラジオのAMの周波数帯と同じであるため，RFパルスはラジオ波ともよばれる．

3 励起されたスピンに何が起こるか

RFパルスによって共鳴したスピンは励起され，直ちに次の（1）と（2）の現象が起こります．なお，（1），（2）はスピンの動きを横方向（xy平面）と縦方向（z軸）に分けて考えています（図3-4）．

（1）XY平面に関してはバラバラの方向を向いて回転していたスピンは，1カ所に集まってきます．

（2）上向きスピンの一部が，よりエネルギーレベルの高い下向きのスピンとなります脚注．

さらにRFパルスを照射し続けると，上向きと下向きのスピンは同数

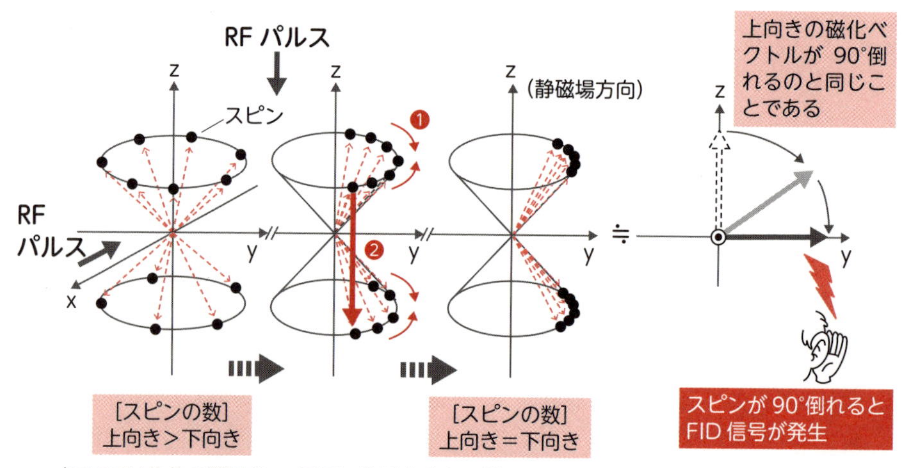

（ここでは生体の断面をxy平面，体軸方向をz軸としている）

図3-4 ● 90°パルスを加えると…

90°パルスを加えてスピンが共鳴すると，❶バラバラの方向を向いていたスピンが1カ所に集まる，❷一部の上向きのスピンが下向きとなる．上向きスピンと下向きスピンの数が同じになるとz軸方向の磁化ベクトルは0となる．これは上向きの磁化ベクトルが90°倒れるのと同じことである．

脚注 静磁場の中では上向きが安定した状態（エネルギーの低い状態）である．90°パルスで励起されると一部のスピンが下向き（エネルギーの高い状態）になる．

となります．このような強さのRFパルスを**90°パルス**とよびます．上向きスピンと下向きスピンの数が同じになると，トータルではz軸方向の磁化ベクトルは0となります．つまり，真上を向いていた正味の磁化ベクトルが90°パルスによって90°倒れることになります．

4 エコー信号の発生

歳差運動の軌道上でバラバラの方向を向いて回転していたスピンは，RFパルスを加えることでその位相が揃って1カ所に集まり，回転をはじめるようになります（後述のmemoを参照）．スピンが1カ所に集まると全体で1つの大きな磁石（磁化ベクトル）とみなすことができますので，90°パルスを加えた場合，スピンはxy平面上で1本の棒磁石として回転しているとみなすことができます．1.5テスラであれば回転周波数は当然，共鳴周波数と同じ63.9 MHzです．

スピンがxy平面で一箇所に集まって回転して1つの磁石とみなせる状態のときに，xy平面にコイルを置くと，コイルに電流[脚注]が流れます（図3-5，参照 Lesson 8-1）．このRFパルスを加えた後に流れる電流を**FID（free induction decay：自由誘導減衰）信号**とよびます．後で説明するgradient echo法はこのFID信号を使って人体を画像化しています（参照 Lesson 10）．しかし，残念なことにそれぞれのスピンの位相は急激にばらけてしまうので，コイルに誘導される電流（FID信号）は急速に消失してしまい，このままでは使いものになりません．そこでMRIでは新たなパルス（180°パルス）を加えることで，別の信号（エコー信号）を発生させてそれを取り出しています（spin echo法，参照 Lesson 5）．

脚注 なぜコイルに電流が流れるかは，高校で習う「コイルに磁石を近づけると電流が流れる」という法則（ファラデーの電磁誘導の法則）を思い出すと理解できるだろう．磁石がコイルに近づくにつれてコイルを通り抜ける磁力線が増え，そこには電流が生まれるわけである．

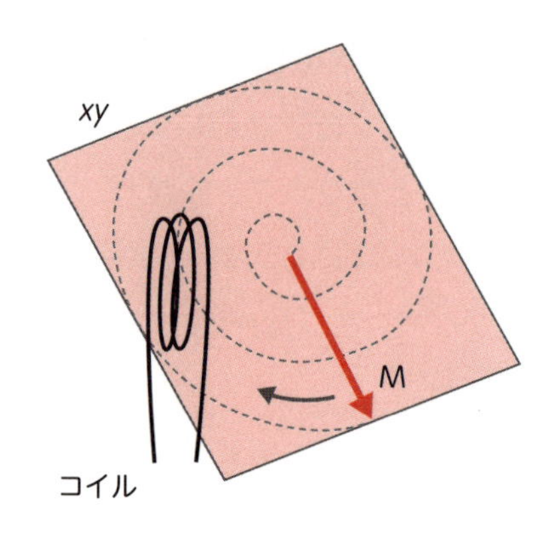

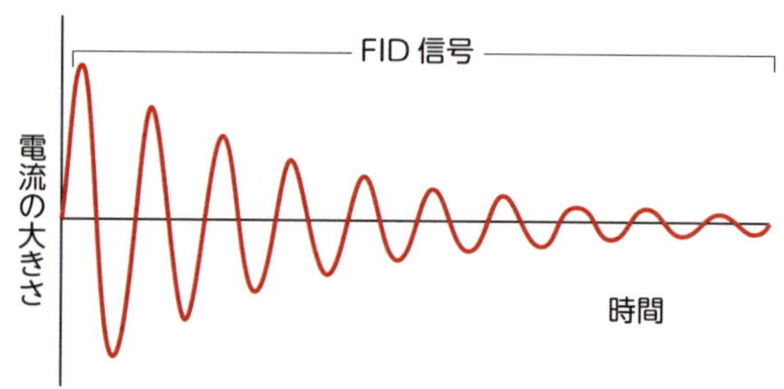

図3-5 ● FID信号

90°パルスをかけるとスピンは倒れxy平面上で回転し，全体で1つの磁石とみなせる．この状態のときにxy平面にコイルを置くとコイルに電流が誘発され，この電流はFID信号とよばれる．横磁化の大きさMは時間とともに減衰するため，FID信号はすぐに消失する．なお，xy平面上に置かれたコイルは，その面にある磁石しか感知しない．

磁気共鳴現象の最後のプロセスである「緩和」は，MRIを理解するうえで最も重要な物理現象の1つですので，後で詳しく説明します（参照 Lesson 4）．

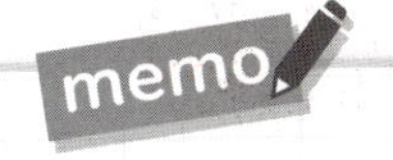

回転座標系

図3-4ではそれぞれのスピンは止まったように書いてありますが，じつは静磁場の中にあるプロトンはみんな同じラーモア周波数で回転しています．そして90°パルスを加えて倒れた磁化ベクトルももちろん，同じ周波数で回転しています．実際，外から見るとその動きはとても複雑なのです．しかし，メリーゴーランドの木馬を考えてみてください（図3-6）．外から見ると木馬の動きは大変複雑ですが，メリーゴーランドの台の上に乗って眺めると木馬は単純に上下運動しているにすぎません．図9-3や図9-4はあたかもこのメリーゴーランドの台の上に乗ったように観察者もラーモア周波数で回転しながら観察しているわけです．このように，観察に際して対象といっしょに台に乗って回転しながら回転しているものを眺める見方を回転座標系と呼びます．一般的には**静止した座標系をxyzと表現し，回転座標系をx' y' z'と表現しますが，本書ではすべてxyzとして表現しています**．

外部のコイルで信号を受信するのはちょうど，メリーゴーランドの外側から観察することと同じになり，図3-5のようにコイルに電流が誘発されます．

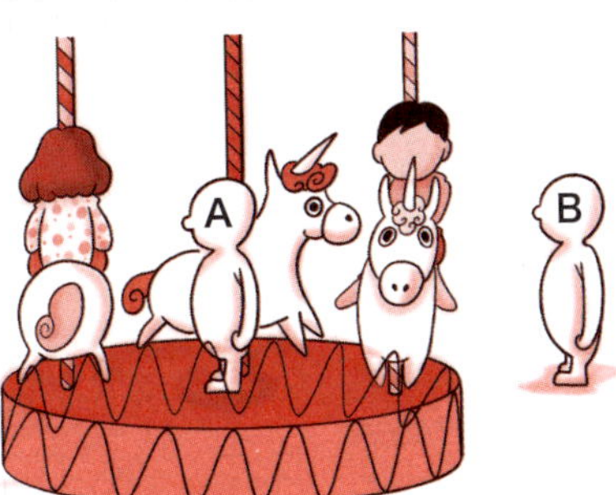

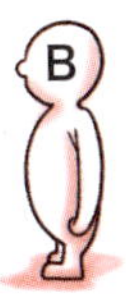

図3-6 ● 回転座標系について

木馬の動きを外の観察者Bから見ると複雑な動きに見える．しかし，メリーゴーランドの台の上に乗って観察するAから見ると，木馬は単純に上下運動しているにすぎない．このように，観察に際して対象といっしょに回転しながら回転しているものを眺める見方を回転座標系と呼ぶ．

Lesson

4 緩和とは…
励起されたスピンが元の状態に戻る過程

Chart

①急速に進行する横緩和（T2 緩和）とゆっくり進行する縦緩和（T1 緩和）に分けて考えます
②縦緩和と横緩和は同時に起こりますが，全く独立した過程で，その程度は組織に固有です

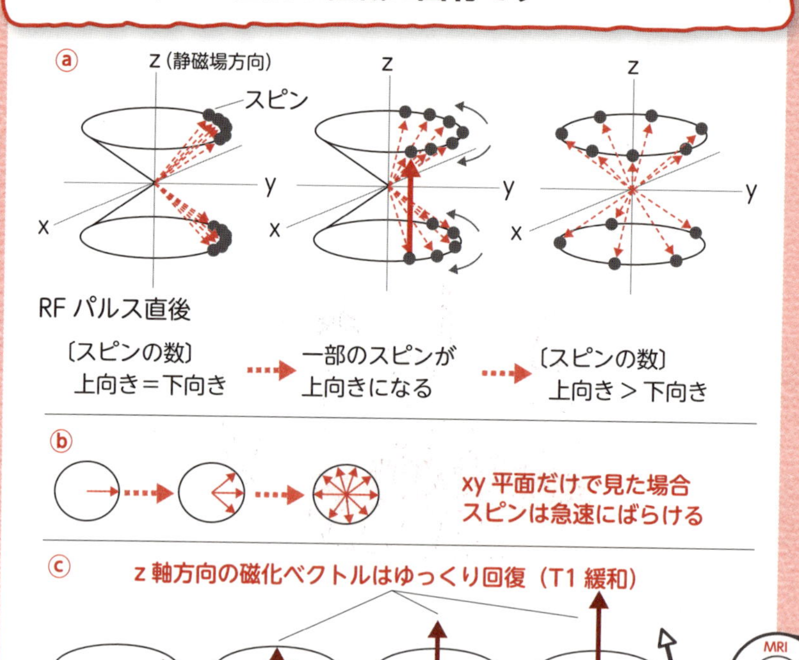

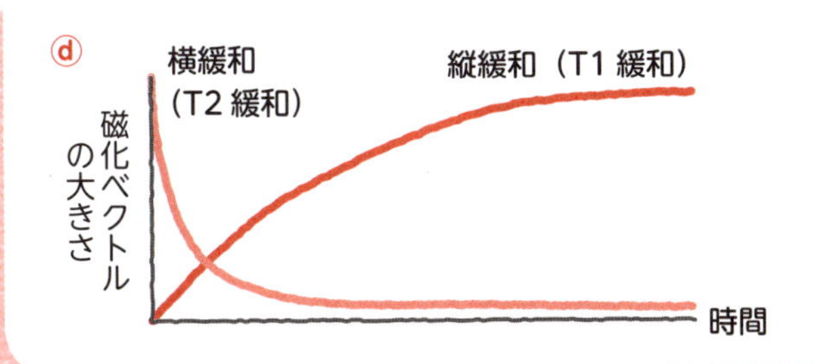

図 4-1 ● スピンの緩和

ⓐ全体的な緩和のプロセス．
ⓑxy 平面で見た場合のスピンのばらけ方（横緩和：T2 緩和）．
ⓒz 軸方向の磁化ベクトルの回復（縦緩和：T1 緩和）．
ⓓ縦方向，横方向での磁化ベクトルの大きさと時間経過．

ⓐに示す全体的なスピンの動きはxy 平面のみで見るとⓑのように，磁化ベクトルの動きで見るとⓒのように書き直すこともできる．ⓑに示したようにxy 平面に対してはそれぞれのスピンは急速にばらけていくためxy 平面の磁化ベクトルは急速に消失する．この消失の過程を横緩和（T2 緩和）とよぶ．ⓒ一方，z 軸に関しては下向きのスピンがゆっくりと上向きに戻っていく．ベクトル的には上向き（z 軸方向）の成分が回復することとなる．この過程を縦緩和（T1 緩和）と呼ぶ．ⓓに示すように横緩和と縦緩和は同時に起こるが，横緩和は早期に（数 10 msec 単位）終了するのに対し，縦緩和にはかなりの時間を要する（5～10 倍程度）．

緩和はMRI 特有の物理現象です．MRI で得られる画像のコントラストにはプロトンの数以外に緩和の値が大きく影響するため，非常に重要です．

1 緩和は励起されたスピンが元に戻る過程である

RF パルスによって外部からエネルギーが与えられるとスピンは励起されます（参照 Lesson 3-2）．つまり，エネルギーの高い状態となります．しかしRF パルスの照射は一瞬であり，RF パルスが切られると励起されたスピンはゆっくりと元の状態に戻っていきます．この**ゆっくりと戻っていく過程を緩和**とよびます．物理学的にはRF パルスを受けて高いエネルギー状態（つまり不安定な状態）にあったものが，

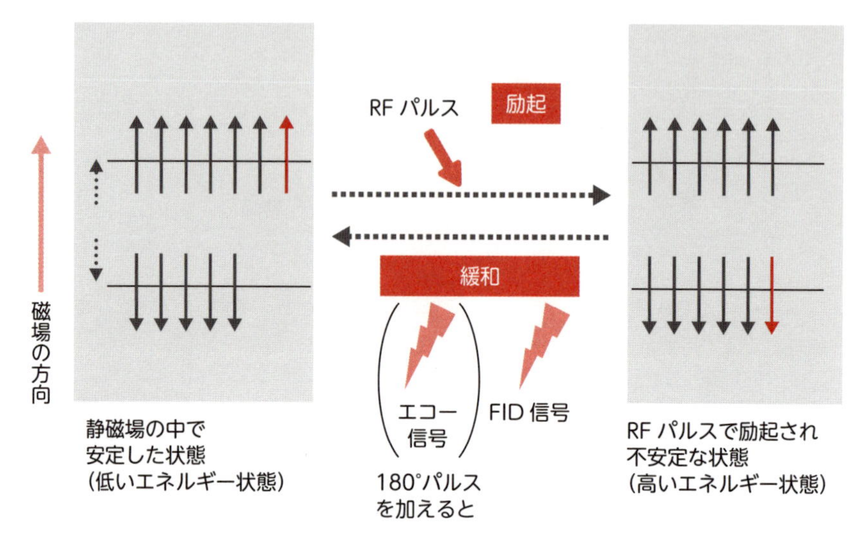

図 4-2● スピンの励起と（縦）緩和

静磁場の中では上向きのスピンの数が多く，正味の磁化ベクトルは上向き（z 軸方向）である．RF パルスによってスピンは励起され，一部の上向きのスピン（→）は下向きとなる．90°パルスでは上向きと下向きのスピンの数が等しくなる．この状態はエネルギーレベルの高い不安定な状態である．この状態からゆっくりと元の安定した状態に戻っていくのが縦緩和である．この図は図 4-1 ⓐの縦方向の成分だけを取り出したものである．一方，横緩和はスピンが 1 カ所に集中した状態から急速にばらけていく過程である．エコー信号については，Lesson 3-4，Lesson 5-2を参照．

ゆっくりエネルギーを放出しながらエネルギーレベルの低い安定した状態に戻っていく過程です（図 4-2）．

緩和が進むスピード，つまり急速に緩和が進むか，ゆっくりと進むかはプロトンのおかれた環境つまり，組織によって異なり，MRI の信号強度（コントラスト）に大きな影響を与えます．

2 緩和は縦緩和と横緩和に分けられる

ここでは磁化ベクトルの向きと大きさから緩和を見ていきたいと思います．

Lesson 3で解説したようにRFパルスを受けるとそれまで真上を向いていたスピンは90°倒れます．そして元の状態にゆっくりと戻っていきます．この過程はベクトル的にxy平面とz軸の2つ（磁化ベクトル）に分けて考えることができます（図4-1ⓑ，ⓒ）．xy平面では横方向の一点に集まっていた（位相が揃っていた）スピンが急速にバラバラにばらけてしまい，横方向の磁化ベクトルの大きさが減っていきます．同時に下を向いていたいくつかのスピンが上向きに戻り，縦方向（z軸方向）の磁化ベクトルの大きさが回復していきます．xy平面で横方向の磁化ベクトルが減少していく過程を**横緩和（T2緩和）**，縦方向の磁化ベクトルの回復を**縦緩和（T1緩和）**とよびます．縦緩和と横緩和は同時に起こりますが，全く独立した過程です．

3 縦緩和は横緩和より時間がかかる

縦緩和（T1緩和）と横緩和（T2緩和）は同時に起こっているのですが，スピンは急速にばらけるため横緩和は早期に終了してしまうのに対して，下向きスピンが上向きスピンに戻るのには時間がかかるため縦緩和には時間がかかります．図4-1ⓓはその過程をグラフで示したものです．

T1緩和は縦方向の磁化ベクトルが時間とともに指数関数的に回復していく過程であり，**元の値の約63％（＝1-1/e）に戻るまでの時間（時定数）をT1値**と定義します（図4-3ⓐ）．つまりT1値が短いほどすみやかに回復することを意味します．

一方，T2緩和は横方向の磁化ベクトルが時間とともに指数関数的に減少していく過程であり，**T2値は信号の最大値（初期値）から約37％（＝1/e）に減衰するまでの時間（時定数）と定義**されます（図4-3ⓑ）．つまり，T2値が長いほどゆっくりと横緩和は進みます．しかし，

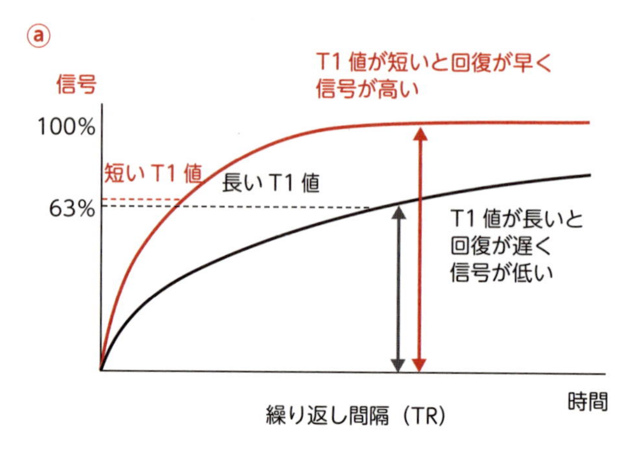

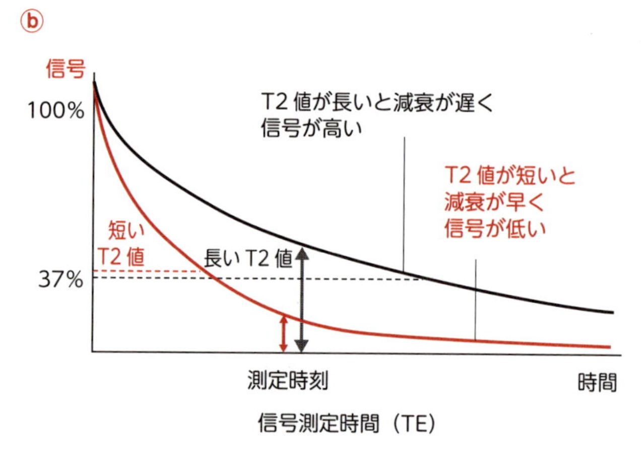

図 4-3 ● T1，T2 の定義

ⓐ T1 緩和は縦方向の磁化ベクトルが時間とともに指数関数的に回復していく過程であり，元の値の 63％（=l − 1 ／ e）に戻るまでの時間（時定数）を T1 値と定義する．T1 値が短いほど速やかに回復し，高い信号が得られる．

ⓑ 一方，T2 緩和は横方向の磁化ベクトルが時間とともに指数関数的に減少していく過程であり，T2 値は信号の最大値（初期値）から約 37％（=1 ／ e）に減衰するまでの時間（時定数）と定義される．T2 値が長いほど緩やかに減衰し，高い信号が得られる．

縦緩和は常に横緩和よりゆっくり起こるので，**T1値はT2値より必ず大きく，生体内では5～10倍程度**です．**組織は固有のT1値とT2値をもっています**．

少し難しくなりますが，はじめの磁化ベクトルの大きさをM_0とすると縦磁化成分M_1，横磁化成分M_2はそれぞれ次式であらわされます．

$$M_1 = M_0 \left(1 - e^{-\frac{t}{T_1}}\right)$$

$$M_2 = M_0 \cdot e^{-\frac{t}{T_2}}$$

4 緩和値が組織でなぜ異なるのか：少し詳しい説明 Advanced

繰り返しになりますが，MRIは生体内のプロトンを画像化しています．生体のプロトンはさまざまな形で存在しますが，代表的な形は**水**として存在するプロトン，**脂肪**として存在するプロトン，**タンパク質**として存在するプロトンの3つです．水のプロトンはむき出しの形で存在します．脂肪のプロトンは炭素原子や酸素原子に若干囲まれています．一方，タンパク質のプロトンは奥深く沈み込んでいます．このように**同じプロトンでもおかれている環境が違いますので，共鳴周波数や運動性の程度にも差が出ます**．横緩和と縦緩和の程度はともにプロトン分子の運動性（回転周波数）に依存しますが，T1緩和とT2緩和ではその関係が全く異なります（図4-4）．

物理学的に説明すると，横緩和はプロトン同士でエネルギーをやりとりして均一な方向に戻っていく過程で（**スピン-スピン緩和**ともよばれます），非常にすみやかに進行します．特に軟部組織のように堅い組織では急速にスピンの動きが止まってしまいます（短いT2値）．一方，水のプロトンはいつまでもゆらゆらと残っています（長いT2値）．

一方，縦緩和は外側にエネルギーを放出する過程で（**スピン-格子緩和**ともよばれます），大きなエネルギーの移動を伴い，時間がかかり

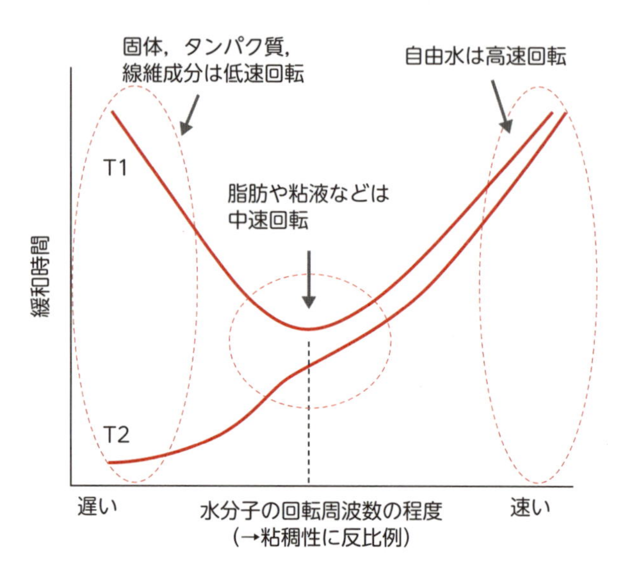

図 4-4 ● スピン分子の運動性と緩和値の関係

緩和の程度は水分子の回転周波数の程度（相関時間という．動きやすさと考えるとわかりやすい）と関係する．横緩和はスピン同士の間で起こり，振動の周波数が大きい（純水のようにさらさらしている）ほど長くなる（いつまでも消失しない）．逆に振動の周波数が小さいねっとりした液体では，緩和時間は短い．一方，縦緩和はスピンのエネルギーが外側に伝わる過程であり，共鳴周波数とスピンの振動数が一致するときに最も効率よく伝わり，緩和時間が短くなる．
つまり，T2 値は動きが悪いものほど短いが，T1 値は壷にはまったとき（グラフの谷の部分）に一番短くなる．

ます．脂肪のプロトンや濃い粘液中のプロトン（参照 Lesson 7-3）はその振動数がたまたまラーモア周波数に近く，効率よくエネルギーが伝達され，すみやかに縦緩和が消失します（短いT1 値）．

5 磁場の強さで緩和値は違いますか Advanced

静磁場強度が増加することにより，縦緩和時間（T1 値）は延長すると言われています．1.5テスラと3テスラでは，白質，灰白質で2割

表● 磁場の強さによるT1値の違い（単位msec）

	3テスラ	1.5テスラ
灰白質	1,330	920
白質	830	790

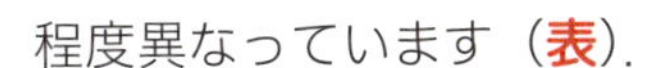

程度異なっています（**表**）.

一方，T2値はあまり変わらないと言われていますが，磁場が強くなると磁場の不均一性の影響などでわずかではあるが短縮するとも言われています．特に鉄などを含む組織では磁場強度とともにT2値は短縮します．

このようにRFパルスを加えると共鳴→励起→緩和のプロセスが進行しますが，外部から見るとFID信号が発生するのみで緩和の様子は観察できません．そこで，さらに180°パルスを加えてエコー信号を取り出す方法が次に説明するspin echo法です．

Lesson

5 MRIの基本撮像法
180°パルスを使うspin echo法

Chart

90°パルスのα時間後に180°パルスを加えると，2α時間後にエコー信号が発生します．これをくり返して画像化するのがspin echo法です

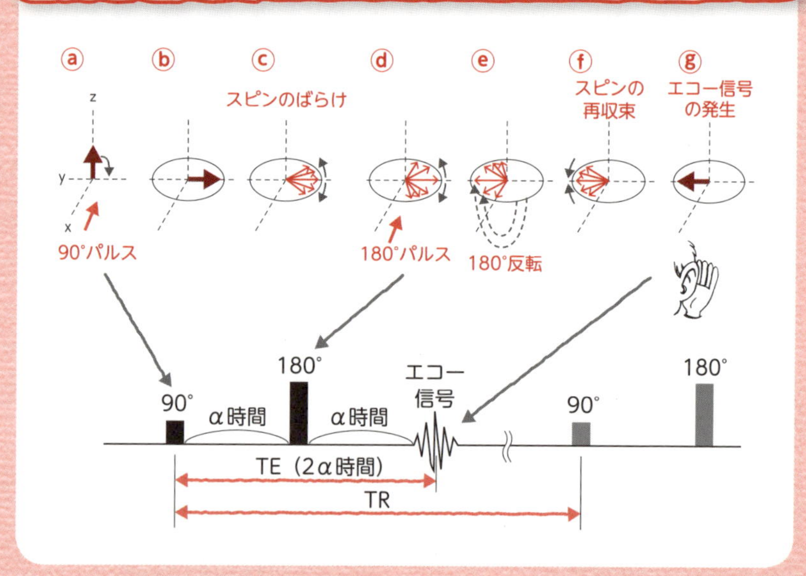

図5-1 ● Spin echo法

90°パルスを加えると（ⓐ）上向きの磁化ベクトル（➡）はxy平面上に90°倒れる（ⓑ）．横緩和のため，時間とともにそれぞれのスピンはばらけていく（ⓒ）．そこでα時間後に180°パルスを加えると（ⓓ），すべてのスピンは180°反転し（ⓔ），以前と同様の運動を続ける（ⓕ）．2α時間の時すべてのスピンが合体して（再収束），エコー信号を放出する（ⓖ）．2αをエコー時間（echo time：TE），90°パルスを繰り返す間隔をくり返し時間（repetition time：TR）とよぶ．

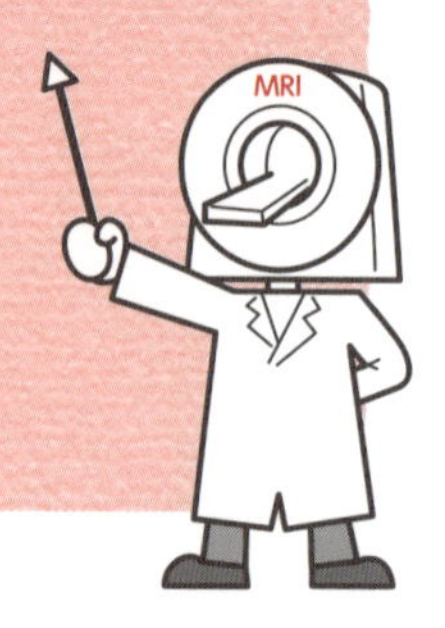

磁場の中にあるプロトンに90°パルスを加えるとFID信号が発生しますが，すぐに消えてしまいます（参照 Lesson 3-4）．そこで，実際のMRI装置ではさらに180°パルスを加えることで，新たな信号（エコー信号）を発生させ，それをとり出しています．この**90°パルスと180°パルスをくり返し加えてエコー信号をとり出す方法をspin echo法とよびます**．Spin echo法は**MRIの最も基本的な撮像法**なので，しっかり覚えて下さい．撮像時間はちょっと長いのですが，きれいな画像が撮れます．それではどのようにして撮像しているのか，詳しく見てみましょう．

1 エコー信号を発生させるために必要な180°パルス

90°パルスによって正味の磁化ベクトルは90°回転します．さらに強いパルスによって**磁化ベクトルを180°反転することができます．このようなRFパルスのことを180°パルス**とよびます（図5-2）．90°パルスの2倍の大きさのパルスです．**Spin echo法**ではスピンがばらけつつあるときに180°パルスをかけることによってスピンはxy平面で反転し再収束し，エコー信号が発生します．

2 Spin echo法とは

図5-1を見て下さい．まずx軸方向に90°パルスを加えます．すると，スピンはy軸方向に90°倒れます．倒れた直後はスピンはみんな1つの方向を向いていますが，緩和が起こりだんだんばらけていきます．そこで，x軸に対して180°パルスを加えます（RFパルスを加えてα時間後としましょう）．この180°パルスによってすべてのスピンはx軸に対して対称の位置に移動し，以前と同様の運動を続けようとします．勢いよくばらけていたスピンは勢いよく収束をはじめます．

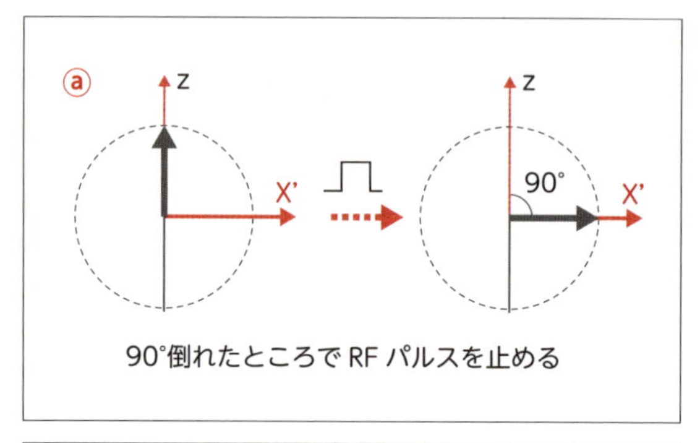

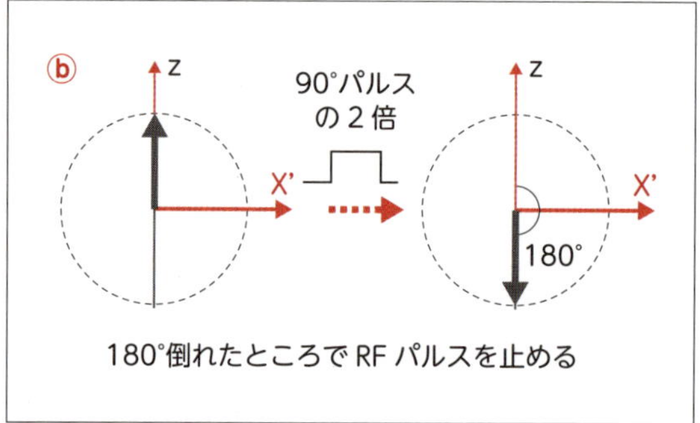

図5-2 ● 90°パルス（ⓐ）と180°パルス（ⓑ）

ⓐ上向きの正味の磁化ベクトルに90°パルスをかけると磁化ベクトルは90°倒れる．ⓑ90°パルスの2倍の大きさ（時間×強さ）のRFパルスをかけると磁化ベクトルは180°倒れる．

一方，のんびりとばらけていたスピンはやっぱりゆっくりと収束しはじめます．すると2α時間後にもう1回勢揃いして（再収束），カーンと**エコー信号**を発生します．この信号を**spin echo**とよびます．RFパルスを加えてからエコー信号が発生するまでの時間を**エコー時間**（echo time：TE）（つまり2α時間）とよびます．**Spin echo法**ではこのエコー信号を集めて画像をつくっています．90°パルス−180°パルスの1回照射だけでは十分な情報が得られないため（参照 Lesson 9-3）90°パルスを何度もくり返す必要があり，その間隔をくり返し間隔（repeti-

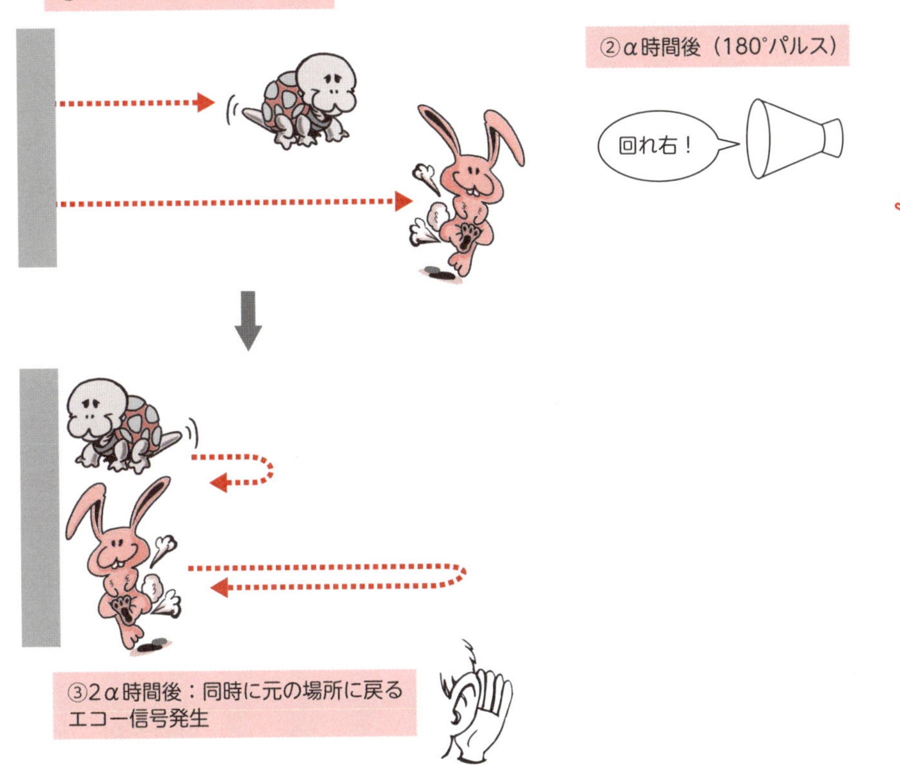

図5-3● どうして2αでエコー信号が発生するのか
90°パルスによってxy平面に倒れたスピンはさまざまな速度でばらけていく．速くばらけるスピンは多くの距離を進み（ウサギ），ゆっくりばらけるスピンはわずかな距離しか進まない（カメ）．α時間後に180°パルスで回れ右をすると，速くばらけるスピンは同じように速く収束しようとし，ゆっくりばらけるスピンはゆっくり収束しようとする．その結果2つのスピンともスタートから回れ右をかけるまでの2倍の時間（2α時間）で元の場所に戻る．

tion time：TR）とよびます．なお，TRは数100～数1,000 msec，TEは数10 msecです．

このように180°パルスによってスピンの位相の進みと遅れが補正されています．例えば「よーいどん！」でスタートを切り，しばらく経ってから一斉に回れ右をする競争を考えてみましょう（図5-3）．足の速いウサギくんはたくさん進んで，たくさん戻ってきます．足の遅いカメくんは少ししか進んでいませんが，戻ってくる距離はわずかですむので，結局みんな同時にスタート地点に戻ってくるといった感じです．発生したエコー信号はxy平面に設置したコイルで受信されます（参照 Lesson 8）．

3 緩和とspin echo法の関係について Advanced

Spin echo法において，緩和は90°パルスを加えた直後からはじまっています．xy平面上での“スピンのばらけ”はT2緩和に加えて，磁場の不均一性も加わったT2*緩和用語解説で，急速に進みます（参照 図10-4）．この時点ですでに縦緩和も起こっているのですが，非常にゆっくりとしており，無視できる程度です．

4 Spin echo法の撮像時間

Spin echo法では1個のRFパルスで1個のエコー信号が得られます．ひとつのエコーでは画像はつくれません．二次元の画像を得るには位相マトリックスの数だけRFパルスをくり返して多くのエコー信号を集める必要があります（参照 Lesson 9-3）．さらに信号が十分でない場合はこれを数回くり返して**加算**を行うこともあります．その場合，加算の回数倍だけ撮像時間は延長します（参照 Lesson 11-5の用語解説）．そのためspin echo法の**撮像時間**は次のようになります．

撮像時間＝TR×（位相マトリックスの数）×加算回数

用語解説 **T2*緩和**…スピンの横磁化は比較的ゆっくり起こるが，実際には磁場の不均一性などの原因によって実際のT2緩和よりすみやかに起こる．これをT2*緩和とよぶ（参照 Lesson 10，図10-2，図10-4）．

Lesson 6

T1強調画像とT2強調画像

Chart

spin echo法ではTR, TEの長さを変えると，得られる画像のコントラストが変化します．T1強調画像はTRを短くしてT1値の差を強調した画像，T2強調画像はTEを長くしてT2値の差を強調した画像です

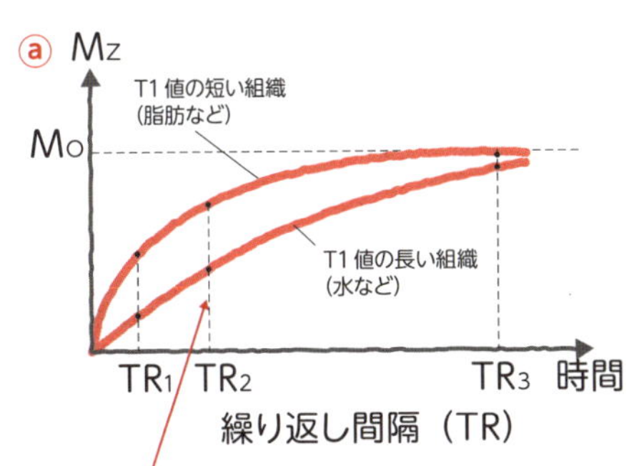

TR がほどほどに短いと T1 値の差が大きくなる

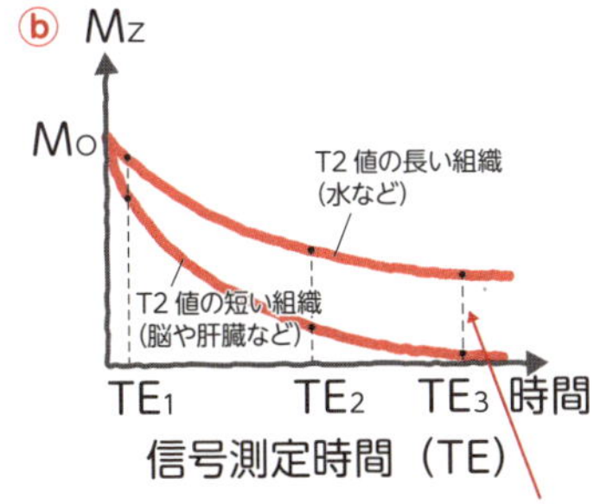

TEをほどほどに長くするとT2 値の差が大きくなる

MRI

図6-1 ● TR，TEとT1，T2強調画像の関係
ⓐT1緩和（縦緩和）はゆっくり起こるので繰り返し間隔（TR）を短くすることで信号放出力の差が生まれ，T1値の差を強調した画像を得ることができる．ⓑT2緩和（横緩和）は急速に進行するので，信号測定時間（TE）を長めに設定することで，T2値の差を強調した画像を得ることができる．
T1強調画像ではT1値の短い組織が高信号（白っぽく），T2強調画像ではT2値の長い組織が高信号（白っぽく）となる．

MRIではT1やT2の絶対値ではなく組織間のT1値の差とT2値の差をそれぞれコントラストとして画像化しています．MRIのパルス系列は組織によって異なる緩和値の差，つまりT1値あるいはT2値の差を最大限にとり出して，コントラストのある画像が撮れるように考えられています．

T1値の差を強調した画像を**T1強調画像**，T2値の差を強調した画像を**T2強調画像**とよびます．それではどのようにしてT1，T2値の差を強調するのでしょうか？

1 TRとTEの長さを変えてT1, T2強調画像を得る

spin echo法ではTR（くり返し間隔）と，TE（信号測定時間）の長さを変えると，得られる画像のコントラストが変化します．結論から言いますと **“TRを短くするとT1値の差が強調され，T1強調画像”** となり，**“TEを長くするとT2値の差が強調され，T2強調画像”** となります．どうしてこうなるかを説明しましょう．

❶ T1強調画像

傾斜磁場のところ（参照 Lesson 9）で述べますが，基本的にMRIでは各画素（マトリックス）からの情報を解析するために**くり返しRFパルスを加え**，多数のエコー信号を得る必要があります．ここを押さえたうえで図6-1ⓐおよび図6-2を見てください．

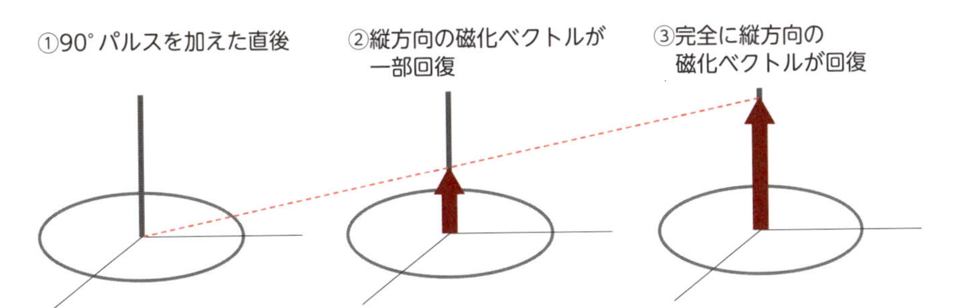

図6-2 縦方向の磁化ベクトルの回復
横方向の磁化ベクトルは速やかに消失するのに対して，縦方向の磁化ベクトルは数秒かかってゆっくり回復する．
もし，十分に回復していないとき（②）に次のRFパルスを加えると，そこからエコー信号を出すことになるので，弱いエコー信号となる．つまり，繰り返し間隔（TR）を短くすると，縦方向の磁化ベクトルが早く回復する組織（T1値が短い）からはエコー信号が出てくるが，ゆっくりと回復する組織（T1値が長い）からはエコー信号が出にくいためコントラストが強くなる．

- ゆっくりとRFパルスをくり返すと（つまり長いTR，図6-1ⓐの TR_3）縦緩和が十分に起こるため，100％近い信号が出てきます
- 一方，短い間隔でRFパルスを加えると（つまり短いTR，図6-1ⓐの TR_2），まだ磁化ベクトルの回復が十分に起こっていない段階で次のRFパルスを受けるため，十分な信号を出すことができず，信号が低下してしまいます（しかし，TR_1 のように極端に短くすると信号はほとんど出てきません）
- つまり，TRがある程度短いと，縦緩和が短く急速に進む（T1値が短い）組織（脂肪など）からは十分なエコー信号が得られ，高い信号強度（白っぽくなる）となりますが，縦緩和がゆっくり進む（T1値が長い）組織（水など）では緩和が十分に起こらず，低信号（黒っぽい画像）となります
- このように**短いTRではT1値の差によって画像のコントラスト**が得られることになります（図6-1ⓐ）

❷ T2強調画像

前述のように横緩和は縦緩和に比べて，急速に進行します（参照 Lesson 4）．例えば実質組織と水を比較した場合，実質組織の磁化ベクトルは数10msecで急速に消失してしまうのに対し，水の磁化ベクトルが消失するのには数1,000msecかかります．

- そのため，エコー信号収集までの時間（TE）が長いと（つまり長いTE，図6-1ⓑのTE_3），T2値が長い組織からしか信号が出てきません
- 一方，時間が短いとT2値の長い組織からも短い組織からも信号が出てきます．
- つまり，**TEをある程度長くするとT2値の差によって画像のコントラストが得られることとなるわけです**（図6-1ⓑ）

2 実際のspin echo法でのパラメータの設定

MRIの撮像のパラメータ（撮像するために必要な設定値）は**TR**，**TE**，**フリップ角**（参照 Lesson 10）などで，あらかじめパルス系列として設定します．spin echo法においては**TRを短くし（T1コントラスト↑），TEも短くする（T2コントラスト↓）とT1強調画像**に，**TRを長くし（T1コントラスト↓），TEも長くする（T2コントラスト↑）とT2強調画像**が得られます．

一方，TRを長くし（T1コントラスト↓），TEを短くすると（T2コントラスト↓），T1のコントラストも，T2のコントラストもなくなってしまい，純粋にプロトンの数の違いが画像のコントラストを決定することとなり，**プロトン密度強調画像（proton density画像）**とよばれます（図6-3）．

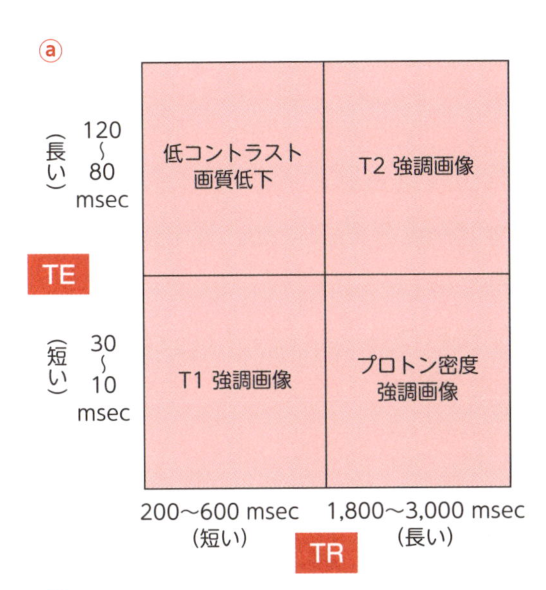

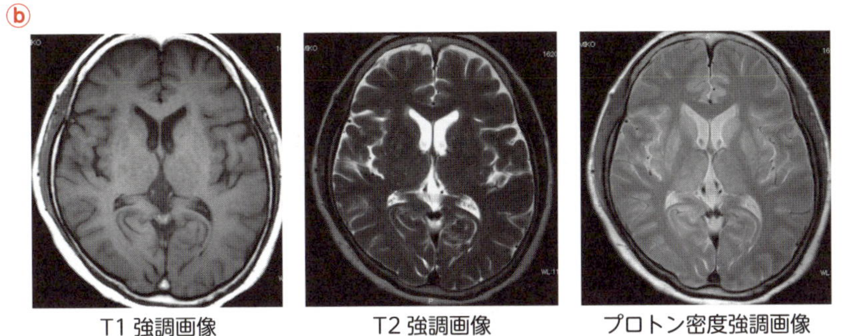

図6-3● Spin echo法におけるTR, TEの長さと，得られる画像の関係

TRとTEを共に短くするとT1強調画像，長くするとT2強調画像，TRを長くかつTEを短くすると，T1およびT2値の差によるコントラストは弱くなり，プロトンの数（密度）の違いを強調したプロトン密度強調画像となる（ⓐ）．
水はT1強調画像で低信号，T2強調画像で著明高信号，プロトン密度強調画像で軽度高信号となる（ⓑ）．

Lesson 7

組織と信号強度
読影のキモ

Chart

組織は固有のT1値とT2値をもつため，T1強調画像とT2強調画像のそれぞれが高信号か低信号かの組合わせによって，4つのグループに分けられます

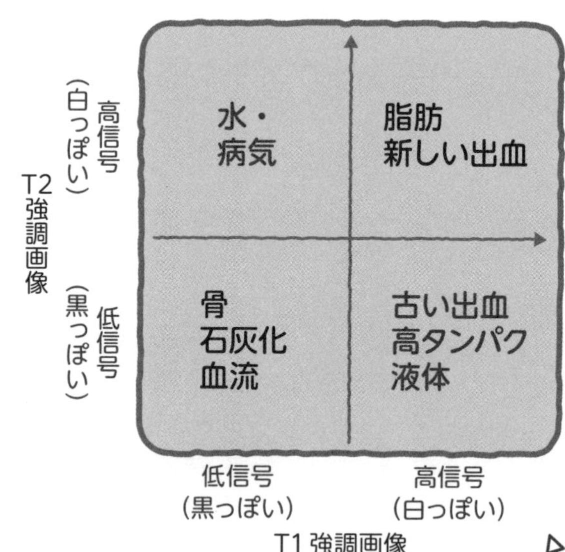

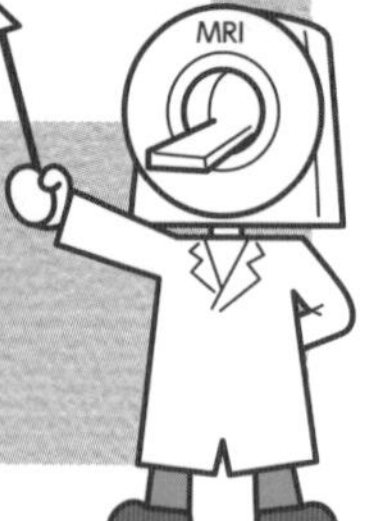

図7-1 ● MRI読影の基本となる4グループ

水は縦緩和も横緩和も大きく（長いT1，T2値→T1低信号，T2高信号），脂肪は縦緩和は大きいが，横緩和は小さい（短いT1，長いT2値→T1，T2ともに高信号）．

MRIの信号強度はCTなどと比べてとても複雑で，読影はたいへんです．しかし，基本はLesson 0でも述べた“MRI読影の基本となる4グループ”，つまり，**T1強調画像とT2強調画像の組合わせによる信号強度の4パターン**を押さえておけば大丈夫です（図7-1）．

MRIの画像コントラストはどのようなものが関与しているのか，少し詳しく見てみましょう．

1 画像コントラストは主にプロトン密度と組織固有のT1，T2値で決まる

信号強度に主に影響するのはプロトンの密度（ρ）や組織固有の緩和時間（T1値，T2値）です（表）．それ以外に流速や拡散なども影響しますが，通常の静止している組織では無視できます．

❶プロトン密度

MRIはプロトン（水素原子核，H^+）からの信号を画像化しているので（参照 Lesson 1），当然プロトンの密度が高いほど信号は強く（画像が白っぽく）なります．生体ではプロトンは主に水と脂肪組織の中に豊富に存在し，生体を構成するタンパク質の中にも数多く存在します．しかし，タンパク質のような高分子のプロトンはT2値が非常に短いため信号に寄与しません．逆にプロトンの量がきわめて少ない組織は強い石灰巣，骨皮質，空気（肺）などです．MRIではこれらの組織はほぼ無信号（黒い画像）となります．

表●信号強度の重要な因子

機械側因子	撮像パラメータ（TR，TE，フリップ角，など）
組織側因子	プロトン密度，緩和時間，流速，拡散など

❷緩和時間

組織の緩和時間は，プロトンの環境によって変化します．すなわち同じプロトンであっても，どのような分子を構成しているのか，周囲に高分子（タンパク質など）がどのくらい存在するか，磁化率の高い物質が近くにないか，温度などのさまざまな要因で緩和時間は大きく変わってきます．通常の状態ではspin echo法において信号強度は以下の式で示されます．

$$S \propto \rho \left(1 - e^{-\frac{TR}{T_1}}\right) e^{-\frac{TE}{T_2}}$$

ρ：プロトン密度，$1 - e^{-\frac{TR}{T_1}}$：T1の因子，$e^{-\frac{TE}{T_2}}$：T2の因子

この式は次のように書き直すこともできます．

信号強度∝プロトン密度×T1の因子×T2の因子

つまり，プロトンの量が多いほど，T2値が大きいほど，T1値が小さいほど信号は大きくなります．

そこでパルス系列のパラメータの設定を変えることでT1の因子を強調したり（T1強調画像），T2の因子を強調する（T2強調画像）ことができます．例えばTRを長くするとT1の因子はほぼ1となり，画像のT1値への依存度がなくなります．一方，TEを短くするとT2値への依存度がなくなりますね．つまり，**TRとTEを短くするとT1値を強調した画像に，TRとTEを長くするとT2を強調した画像になる**というわけです（参照 Lesson 6）．

また**造影剤**はこの緩和時間（主にT1緩和）を短縮して，大きな信号を出させるために使われます．

❸流速など

これまでは静止している物質（組織）を撮像した場合について話してきました．多くの場合はそれでよいのですが，血管の中ではプロト

ンが血流に乗って動いています．その場合静止している組織の信号強度とは全く異なった信号強度となります．つまり，**信号の大きさはパルス系列と流速によって異なります**．詳しくは後述します（参照 Lesson 14）．

これ以外にもMRIの信号強度には**常磁性体物質**，**超常磁性体物質**，**石灰化した物質**の存在や**拡散の効果**，**磁化率効果**（susceptibility，後述），**化学シフト**（chemical shift）（参照 Lesson 17-4），**磁化移動**（magnetization transfer），**スピンの向き**（magic angle効果，後述）などの現象が信号強度に寄与し非常に複雑で，解釈に困ることも少なくありません．ですが，まずは上記3つについてしっかりと理解しておいてください．

2 MRIの信号強度の具体的な解釈

基本的にMRIでは水と脂肪のプロトンを見ています．**水**は生体の軟部組織に比してT1値，T2値が長いため，**T1強調画像で低信号，T2強調画像で高信号**です．一方**脂肪**はT1値が短く，T2値がやや長いため**T1強調画像で高信号，T2強調画像でやや高信号**です（図7-2）．基本はこれだけです．

❶多くの疾患

多くの疾患（腫瘍や梗塞，炎症など）はやや水っぽいため，**T1強調画像で軽度低信号，T2強調画像で軽度高信号**を呈します．疾患間（例えば腫瘍か炎症か）で大きな差はないため，信号強度のみからどのような疾患であるかを鑑別することは難しいようです．ただ，充実性の病変に比べて嚢胞性の病変（血管腫などを含む）は非常に水っぽいため，T2強調画像で著明高信号を呈します．

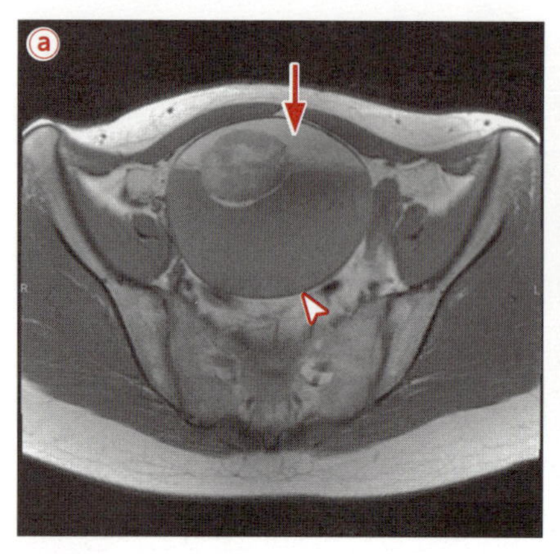

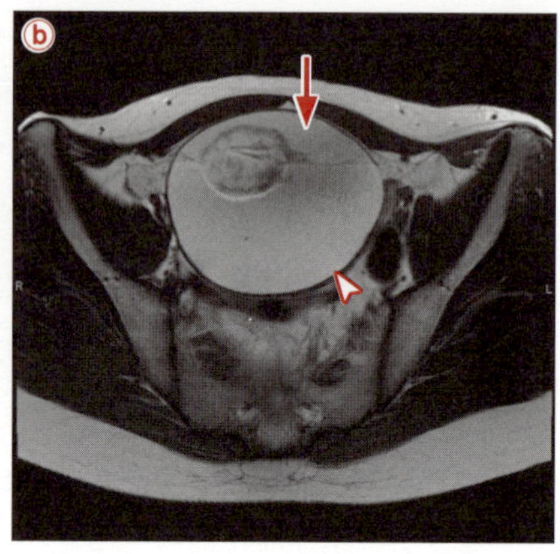

図7-2●奇形腫

ⓐT1強調画像，ⓑT2強調画像．脂肪（上半分，→）はT1強調画像，T2強調画像ともに高信号，水（下半分，▷）はT1強調画像で低信号，T2強調画像で高信号．

❷骨・石灰化・線維化した組織，血流

これに対して骨や石灰化した組織はプロトン（水分）が存在しないため，**T1強調画像でもT2強調画像でも低信号**です．無論，空気も同様です．また強い線維化を伴った組織でも水の絶対量が少ないため，同様に低信号となります（図7-3）．血流はプロトンが流れ出ていきますのでspin echo法で撮像すると多くの場合，低信号となります脚注．

一方，出血した血液や粘液など，粘稠な液体ではT2値がだんだん短くなり，T2強調画像で低信号となります（図7-4，詳細は後述）．図7-1はこれらの信号強度のパターンをまとめて示したものです．これを覚えさえすれば，通常の読影はほとんどOKです．

あとは，後述する磁性体が存在する場合の解釈や，血腫の経時的変化，特殊な石灰化，magic angle効果などを押さえておけば完璧です．

脚注　spin echo法では速い流れは低信号，遅い流れは高信号となる（gradient echo法においては血流は常に高信号となる）（参照 Lesson 14）．

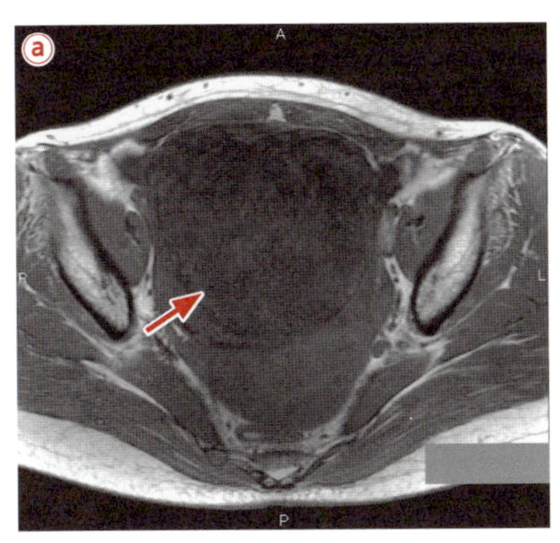

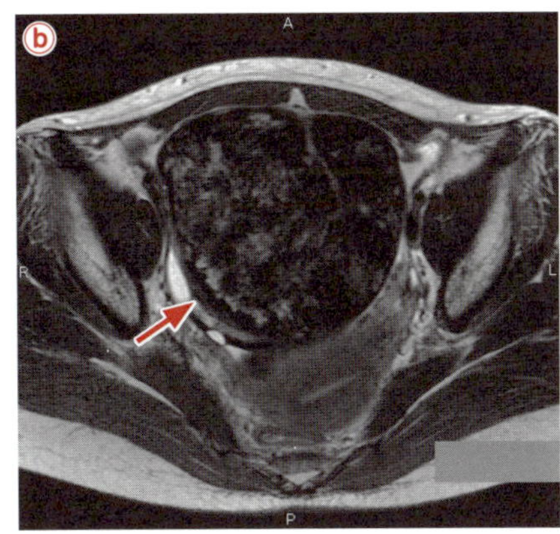

図7-3● 卵巣線維腫

ⓐT1強調画像，ⓑT2強調画像．骨盤内右側にT1強調画像，T2強調画像でも主に低信号の腫瘤を認める（➞）．T2強調画像では変性部は高信号である．

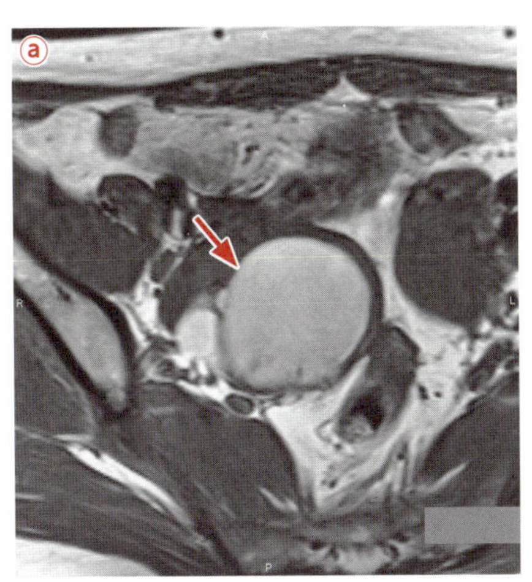

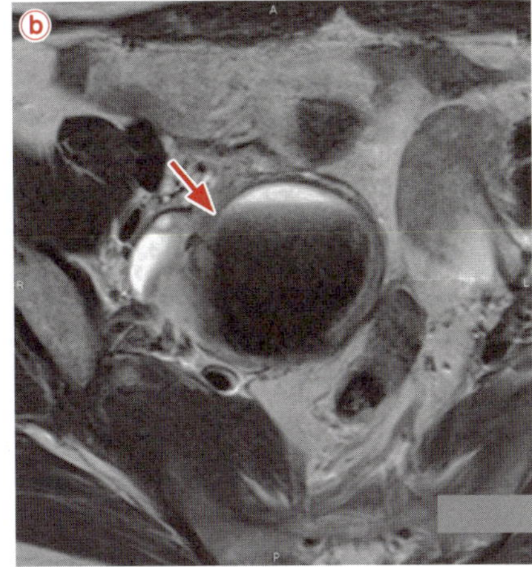

図7-4● チョコレート嚢胞

ⓐT1強調画像，ⓑT2強調画像．粘稠な出血性の液体を内部にもつチョコレート嚢胞は，T1強調画像で高信号，T2強調画像で低信号（➞）．

3 粘稠な液体：T2強調画像の信号強度が低下する

水に含まれるプロトンの緩和の程度はプロトンの環境で大きく変わります．通常，水は分子が何者にも邪魔されず自由に動ける状態にあるためT2値が非常に長く，T2強調画像で著明な高信号を呈します．しかし，水分子の動きが妨害されるような状況，例えばタンパク質のような巨大分子の中では**水分子の運動が制限**されます．その結果T1値，T2値が短縮し（高分子水和効果と呼びます 脚注），**T1強調画像でやや高信号，T2強調画像で低信号**となります．粘液などの粘稠な液体やチョコレート嚢胞でのT2強調画像での低信号がこれらの現象の代表例です（図7-4）．

4 磁性体が存在する場合：局所磁場が乱れて信号強度に変調をきたす

磁場の中で，物質は磁性を持つようになります（磁化）．生体が磁場の中に置かれた場合，どの程度磁化されるかの程度を示す指標を**磁化率**とよびます（参照 Lesson 17-3，図17-6）．ほとんどの物質はわずかに磁場を打ち消すような性質をもっており，**反磁性体**とよばれます．

ところが一部の物質は不対電子 用語解説 をもち，磁場の中で強い磁力をもつ性質があり，**常磁性体**とよばれます．Fe^{2+}やGd^{3+}などが常磁性体であり，**造影剤**として用いられます．また出血で見られるデオキシヘ

脚注　濃い粘液などにおいてはタンパク質などの高分子近傍のプロトンがタンパク質に結合したり構造化され，プロトンの運動が制限され，T1値，T2値が短縮される．図4-4での中速回転の部分に相当する．

用語解説　**不対電子**…電子は原子の外側に存在するが，多くの原子では電子はそれぞれ反対方向の電子とペアーで存在し，磁力を打ち消している（電子対）．ところが，ガドリニウムイオンなどでは原子内にペアーをつくっていない電子をもち，不対電子とよばれる（図7-5ⓐ）．この不対電子が複数存在すると非常に強い磁力をもつ（図7-5ⓑ）．

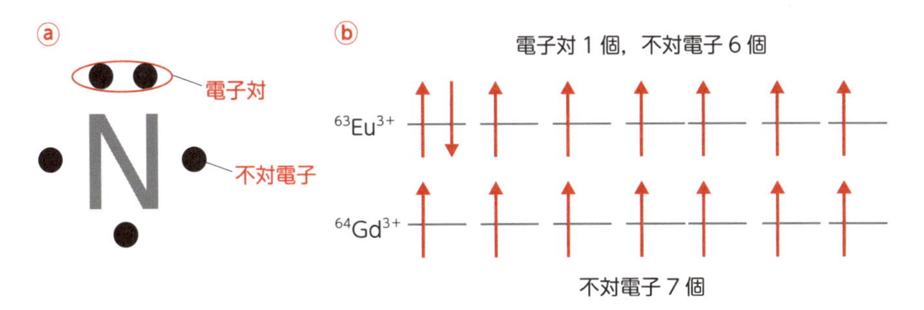

図7-5 不対電子
窒素原子は1個の電子対と3個の不対電子を持つ（ⓐ）．原子番号63のEu^{3+}は4f軌道に1個の電子対と6個の不対電子，Gd^{3+}は7個の不対電子を持ち，強力な磁性を発揮する（ⓑ）．

モグロビンやメトヘモグロビンも常磁性体です．鉄やニッケルなどはさらに強い磁性を発揮し，**強磁性体**とよばれます．これらの磁性体が存在すると**静磁場がひずんで信号がおかしくなり，多くは真っ黒となります**．このような現象を**磁化率効果**とよびます．特に強磁性体の磁化率は非常に高く，著しい**画像の歪みの原因**になります（参照 Lesson 17-3）．磁化率の違った組織の境界部分（空気・骨などと軟部との境界や古い出血などのために鉄が存在する場合）では，局所的な大きな磁場のゆがみが生じます．この現象はgradient echo法の撮像で，特にTEの長いパルス系列（T2*強調画像）で顕著です（図7-6）（参照 Lesson 10-3）．

5 脳出血（血腫）：信号が経時的に変化する

脳出血が起こると脳内に血腫が形成されます．血液のヘモグロビンの経時的変化により血腫のMRI所見も経時的に一定のパターンでダイナミックに変化します（図7-7）．

出血直後の血腫は酸素を豊富に含んだ**オキシヘモグロビン（不対電子をもたない反磁性体）**が主体です．しかし，出血部位には酸素の供

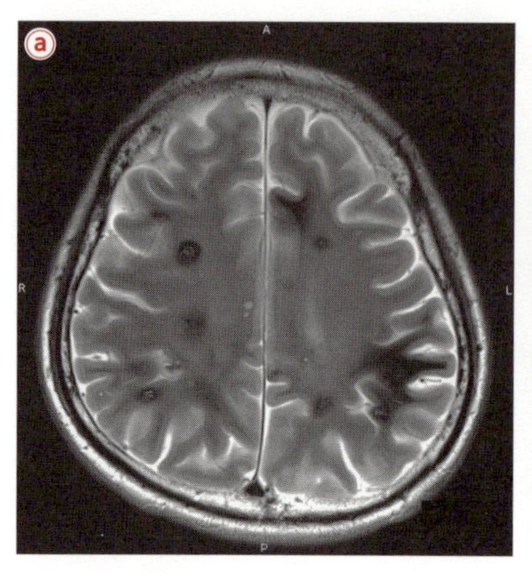

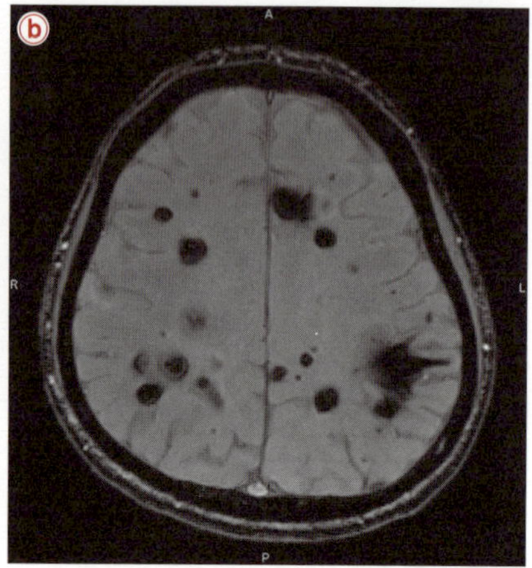

図7-6 ● 磁化率効果

ⓐT2強調画像，ⓑT2*強調画像．古い出血に伴うヘモジデリンによって多発性に低信号域を認める．T2*強調画像で磁化率効果が強く発生している．

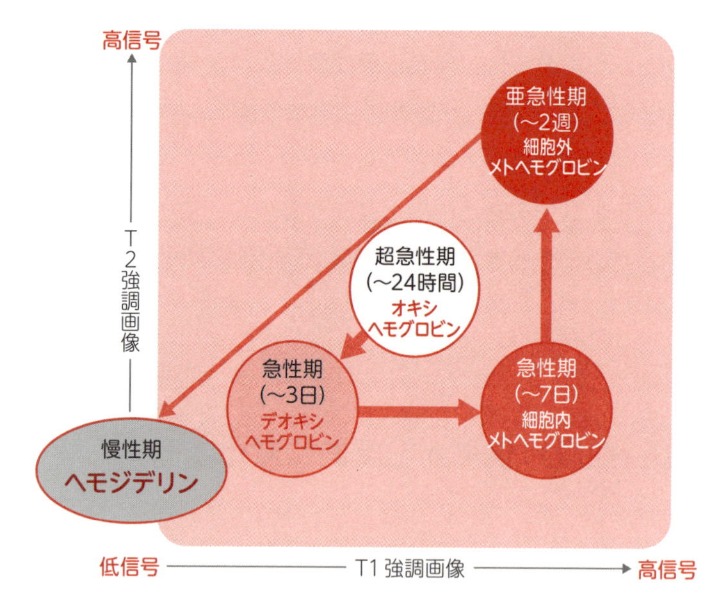

図7-7 ● MRIにおける血腫の信号強度の推移

血腫はオキシヘモグロビン（反磁性体）→デオキシヘモグロビン（常磁性体）→メトヘモグロビン（常磁性体）（細胞内から細胞外へ放出される）→ヘモジデリン（常磁性体）と変化し，それぞれ磁性が異なるため，MRIの信号強度も経時的に変化する．

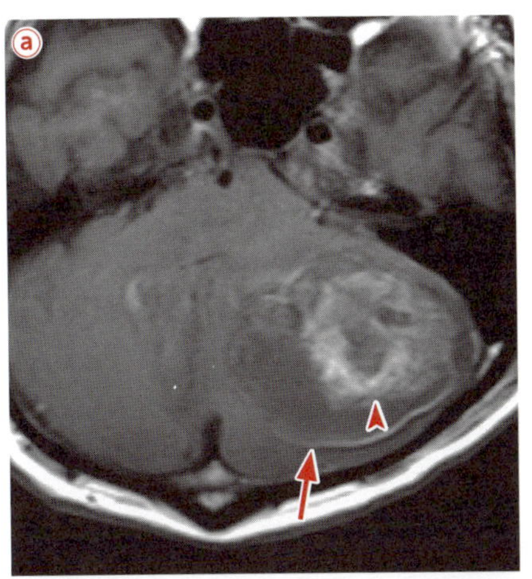

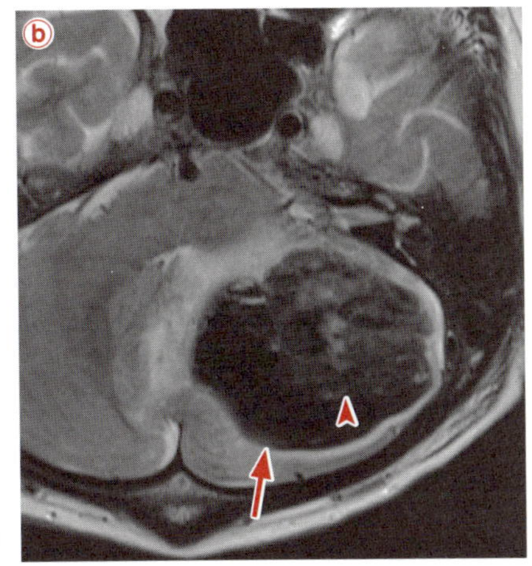

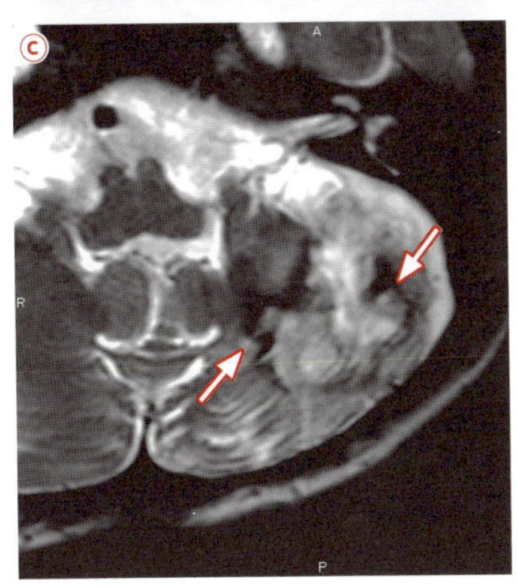

図7-8 ● 発症後２日目と慢性期の小脳出血

ⓐT1強調画像，ⓑT2強調画像，ⓒ1年半後のT2強調画像．血腫の内側はT1強調画像，T2強調画像でも低信号でデオキシヘモグロビン（➡），外側はT1強調画像でやや高信号，T2強調画像で低信号で，細胞内のメトヘモグロビン（▶）と考えられる．慢性期（ⓒ）には周囲にT2強調画像で低信号のヘモジデリンが見られる（⇨）．

給がないため，数時間から数日以内に酸素を失って，**デオキシヘモグロビン（常磁性体）**へ変化します（**図7-8ⓐ，ⓑ**）．数日から２～３週たつと外側から**メトヘモグロビン（常磁性体）**に変化します．メトヘモグロビンは最初は赤血球内に存在しますが，だんだんと溶血が起こり，血球外に飛び出します．さらに時間がたつと組織中に出現したマクロファージに異物として貪食され，**ヘモジデリン（常磁性体）**や**フェ**

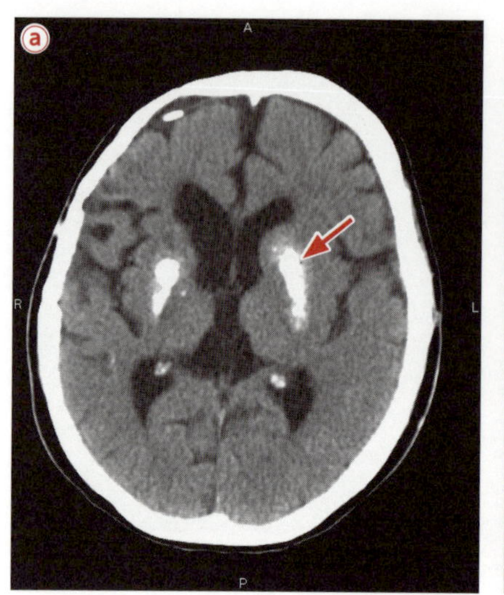

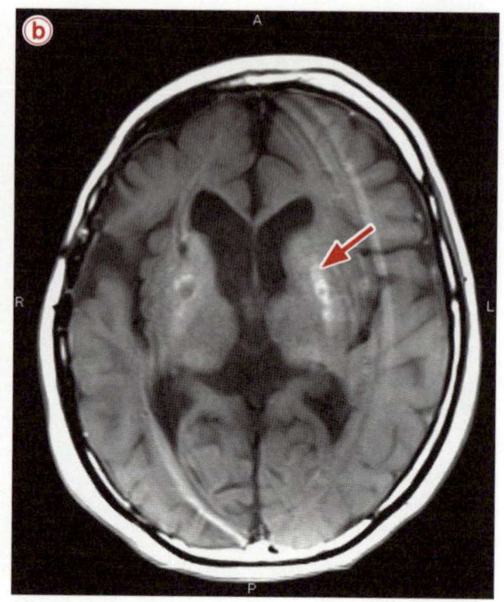

図7-9●石灰沈着部の表面効果（基底核石灰化の例）
ⓐCT，ⓑT1強調画像．CTでは両側基底核に強い石灰化を認めるが，MRIでは同部は高信号を呈しており（➡），表面効果と思われる．

リチンとなります（**図7-8ⓒ**）．血腫の経時的な信号強度の変化はこれらのヘモグロビンの酸化過程の変化が反映されていると考えられています．

このヘモグロビンの磁性以外にもさまざまな要因が信号強度に影響します．急性期においてはデオキシヘモグロビンやメトヘモグロビンは赤血球内のみに存在するため局所磁場が不均一となり，T2強調画像で低信号となります．また物質が緩和に影響するためにはプロトンに近接する必要があり（参照 **図15-1**），赤血球の細胞膜が壊れることでT1値の短縮が起こります．これらの理由によって，脳出血の信号強度は時期によって複雑に変化するのです．

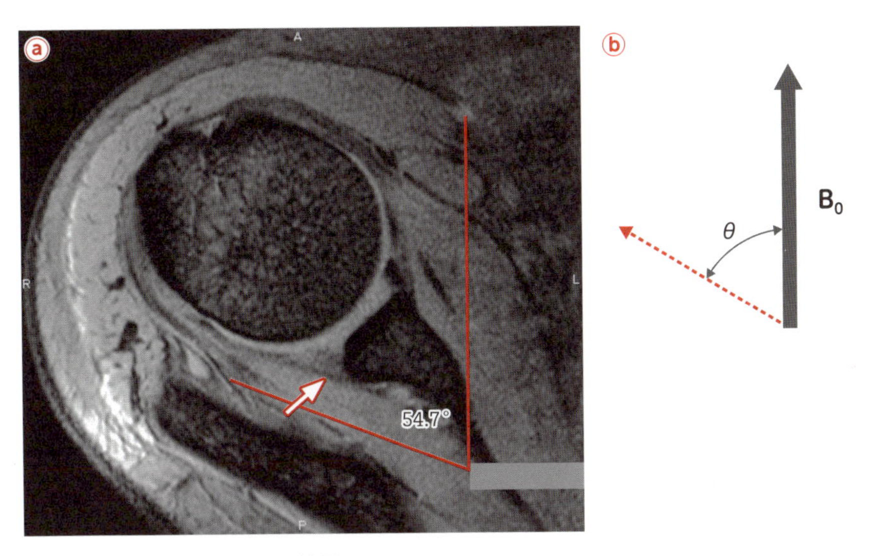

図7-10 ● Magic angle効果
Magic angle効果はスピンとスピンの相互作用によってT2値が延長するためTEの短いT1強調画像で信号が上昇する現象である．ⓐの画像ではmagic angle効果によって肩関節の後唇が高信号を呈している（⇨）．

6 石灰沈着部：稀に高信号となることがある

石灰沈着部は**水分が減少しプロトンが少ないため，通常信号は低下**します．しかし，ときにT1強調画像で高信号を示すことがあり，その原因として**表面効果（surface effect）**が考えられています（図7-9）．これは"海綿状の石灰巣の隙間に水分子が補足され，水分子の運動を制限してTI緩和を短縮しているから"と考えられています．

7 腱などが角度によって高信号となることがある（magic angle効果）

スピンとスピンの間の局所的な相互作用は組織中の緩和に影響をもたらすと言われています．**2個のスピンの相互作用が0になる値**

（54.7°）**をmagic angle**と言います．腱のように低信号で磁場の方向と一定の角度（54.7°）を向く場合，高信号となることがあり，**magic angle効果**とよばれます（図7-10）．プロトンがこの角度を向くと，T2緩和に遅れが生じT2値が延長するため，**TEの短いT1強調画像やプロトン密度画像で信号値が上昇**すると考えられています．Magic angle効果は腱以外にも半月板などでも見られます．

8 悪性と良性の病変はMRIの画像で鑑別が難しいことも多い

MRIの信号強度である程度は組織の推定が可能です．嚢胞や血管腫は水っぽいため，T1強調画像で強い低信号，T2強調画像で強い高信号となります．一方，充実性の腫瘍は水っぽいといっても嚢胞ほど極端ではありません．そのため画像を見れば**充実性か嚢胞性かはある程度区別できます**．その意味で肝臓であれば嚢胞と転移はおおかた区別できますが，完全ではありません．まして充実性腫瘍ではFNH（focal nodular hyperplasia：限局性結節性過形成）や転移性腫瘍などの充実性腫瘍もあり，信号強度からは全く鑑別できません．

造影すると血行動態がわかります．多くの癌は多血性であり，早期に濃染されますが，良性腫瘍で多血性のものもあります．一方，悪性腫瘍でゆっくりと濃染されるものもあります．

拡散強調画像（参照 Lesson 16）も当初は良悪性の区別ができそうだと期待されたのですが，やはりオーバーラップが多く，これだけでの鑑別は難しいと言わざる得ません．

このように臓器を絞るとそこにできやすい腫瘍は限定されますので，画像からある程度組織型は推定できますが，決して完全なものではないということを肝に銘じてください．

Lesson 8 エコー信号をコイルで受信する

Chart

スピンの位相が揃うとxy平面上の受信コイルに電流が流れます

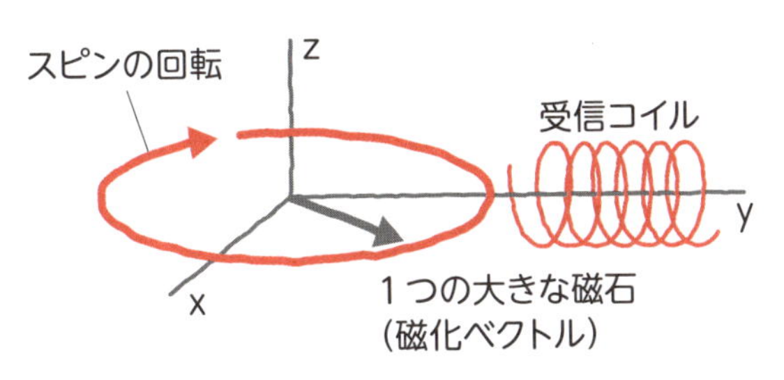

1つの磁石として，ラーモア周波数で回転

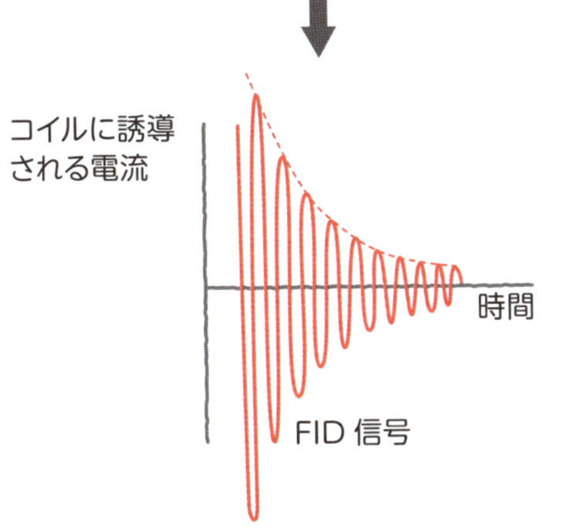

図 8-1 ● 受信コイルによるエコー信号の受信
Spin echo 法では90°パルスを加えた直後および180°パルスの後にスピンの位相が揃い，スピンは1つの磁石として回転します．その結果，受信コイルには電流が誘導され，信号（FID，spin echo）として受信されます．この受信コイルはxy平面にそれぞれ設置され，その面の磁石しか感知しません．図3-5も参照のこと．

X線検査では検出器やフィルムで直接X線を検出しますが，MRIではスピンが発生する磁場によって受信コイルに流れる電流を信号として受信します．

1 MRIは受信コイルで信号をキャッチする

Lesson 3，5で述べたように90°パルス照射直後，xy平面においてスピンの位相が一瞬揃い，急速にばらけていきます．そこで180°パルスをかけると再び位相が揃います．位相が揃うと全体として1つの磁石とみなすことができます（参照 図0-6，図5-1）．図0-6では磁石は静止したように描いてありますが，外から見るとじつはラーモア周波数 用語解説 で回転しています（図8-1）（参照 Lesson 3-4）．そうすると静磁場の外に設置してある受信コイルには電流が誘発されます．「コイルを貫く磁場が変化すると，回路に起電力が生じる」というファラデーの電磁誘導の法則を思い出してください．

RFパルスを加えた後に受信コイルに一時的に発生するFID信号は急速に消失するため，画像化には使われません．実際に使われるのはspin echo法で180°パルスをかけて発生する信号（spin echoとよばれます，参照 Lesson 5）やgradient echo法で傾斜磁場を使ってFID信号を再

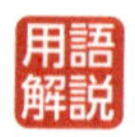

ラーモア周波数…静磁場の中でスピンは，コマのように少し傾いて回転しており（歳差運動），その回転周波数をラーモア周波数とよぶ（参照 図2-2）．

収束させて得た信号（gradient echoとよばれます，参照 Lesson 10）です脚注．MRIではこれらの信号を集めて画像化を行います．これらの信号のそれぞれのスピンの位相は急激にばらけてしまうので，受信コイルに誘導される電流は急速に消失します．当然，単位体積に含まれるスピンの数（プロトンの密度）が大きいほど大きな信号となります．

2 MRIのコイルには静磁場コイル，RFコイル，傾斜磁場コイルの3種類がある

コイルとは電線をループ状に巻いたものです．コイルは電流を流すことにより磁場を発生させたり，電波を送受信する働きをします．MRIではこのようなコイルがいくつも設置されていますが，大きく分けると①**静磁場コイル**（永久磁石を用いる装置もある），②**RFコイル**，③**傾斜磁場コイル**より構成されています（図8-2）．

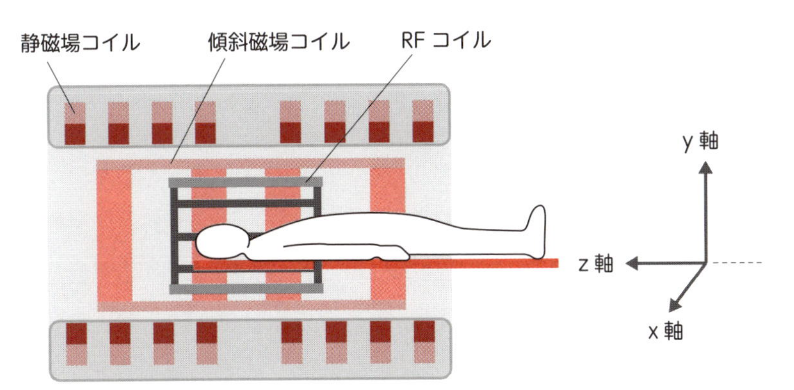

図8-2 MRIに設置されているコイル
MRIのコイルには静磁場コイル，RFコイル，傾斜磁場コイルの3種類がある．MRIでは体軸方向をz軸，横断面をxy平面と定義する．

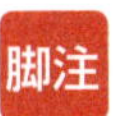
MRIのエコー信号はFID，spin echo，gradient echoが主なものである．その他Hahn echo，stimulated echoなどもある．

❶静磁場コイル

静磁場コイルはMRI装置の一番外側にあり，静磁場を常に発生させて体全体に均一な磁場を与えている強力なコイルです．**1.5テスラや3テスラという呼び名はこのコイルの強さをあらわしています**．最近では超伝導磁石が使われることが多いのですが，永久磁石を使っているMRIもあります．

❷RFコイル

RFコイルは**RFパルス**を送信したり，**エコー信号を受信**したりします．送信と受信をかねて1つのコイルで行う場合と，送信用コイルと受信専用コイルの別々のコイルで行う場合があります．Bodyコイルとよばれるものは通常は受信と送信兼用です．最近では受信専門で局所に密着させて信号を効率的に収集する表面コイルや，表面コイルをいくつか組合わせて少し広い範囲をカバーするphased arrayコイルもよく使われます（図8-3）．これらのコイルは検出するスピンの共鳴周波数に同調させておく必要があります．

❸傾斜磁場コイル

MRIではおのおののボクセル[用語解説]に位置の情報を与えるために傾斜磁場コイルを用います（参照 Lesson 9）．①スライス選択（横断面を得る場合はz軸方向），②位相エンコード（横断面を得る場合はy軸方向），③周波数エンコード（横断面を得る場合はx軸方向）の3種類の傾斜磁場を用います．MRIの大きな音は，頻繁に傾斜磁場のon –offがくり返されることによるコイルの振動が原因です．**傾斜磁場コイル**

用語解説 **ボクセル**…MRIの画像は体の断面を厚みをもった立方体にわけてデータ収集する．この立方体をボクセルと呼ぶ．マトリックスはボクセルのxy平面の碁盤目を平面に並べたもので，その数によって256×128などのように表現する．

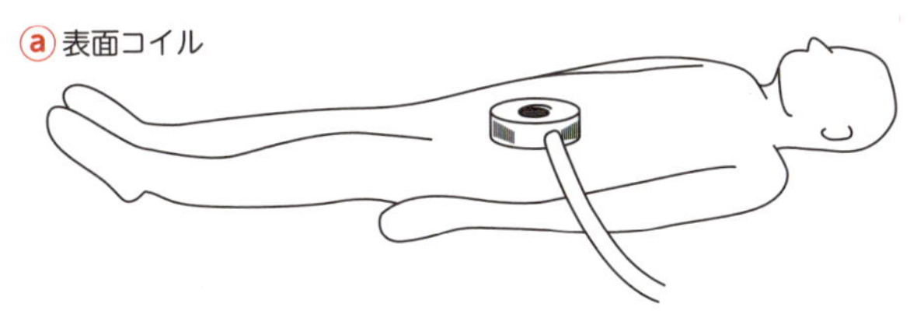

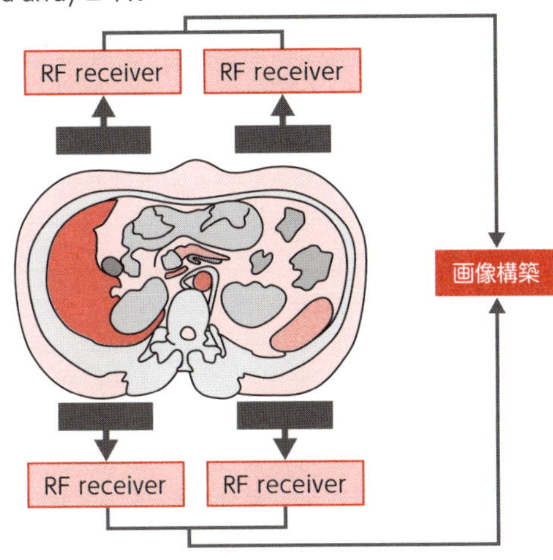

図8-3 ● 表面コイルとphased arrayコイル

ⓐ表面コイルは局所的な信号のみを受信する．分解能が高いが，撮像範囲は狭い．ⓑphased arrayコイルは電気的に複数の表面コイルを組み合わせて統合するもので，広い範囲を高い分解能で撮像可能である．

はMRIの性能の肝と言うべきもので，高性能のMRIでは高性能のコイルが使われています．

Lesson 9

傾斜磁場によって信号発信の位置を探る

Chart

各ボクセルのどこから発せられた信号かを示す位置情報を得るため，傾斜磁場を使って①スライス選択，②位相エンコード，③周波数エンコードを行います

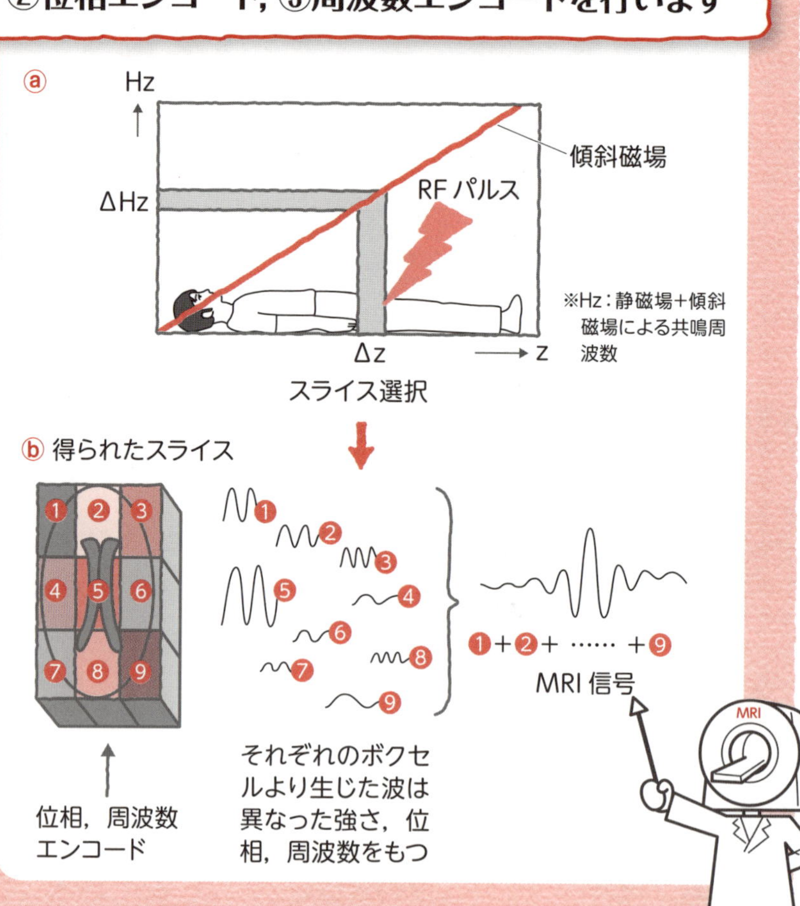

図9-1 ● 傾斜磁場によるスライス選択とRFパルス印加（ⓐ），位相と周波数のエンコードと信号発生（ⓑ）

ⓐ傾斜磁場を加えるとスライスによって磁場が変化する→スピンの回転周波数が変化する→静磁場＋傾斜磁場による共鳴周波数に一致したRFパルスをかけてスライスを選択する.
ⓑスライス選択後，各マトリックスに傾斜磁場で位相と周波数を割り当てる（エンコード）. MRI信号は各マトリックスから別々に発生したものの総和である. 位相エンコードは少しずつ強さを変えて，位相方向のマトリックスの数だけくり返す. 周波数のエンコードはエコー信号収集時に行う.

MRIは各ボクセルからどれだけの強さの信号が発生しているかを調べて画像化する方法です. そのためにMRIでは傾斜磁場を用いて各ボクセルに番地を与えます（エンコードと言います）. 例えば図9-2のようなマトリックスを考えてみましょう. MRIではx軸方向を周波数方向，y軸方向を位相方向とします. 各ボクセルのスピンの回転は $I = M\sin(\omega t + \phi)$〔M：磁化ベクトル，ω：角速度（＝2π×回転周波数），φ：位相〕で表現されます（参照 Lesson 0）. 各ボクセルに違う周波数と位相を与え（位相，周波数エンコード，図9-2），その信号を受信し，分析することでその磁化ベクトルの大きさ（M），つまりMRI信号の強さを求めることが可能となります.

1 傾斜磁場とは何か

傾斜磁場とは，場所によって磁場の強さを変化させられる磁場のことであり，MRIでは**静磁場内に設置された傾斜磁場コイル**によって一時的に傾斜磁場がつくられます. 元々スピンは静磁場 B_0 を受けていましたが，傾斜磁場 B_1 を加えることにより，$B_0 + B_1$ の磁場を受けることとなり，各ボクセルのスピンの回転周波数が変化します.

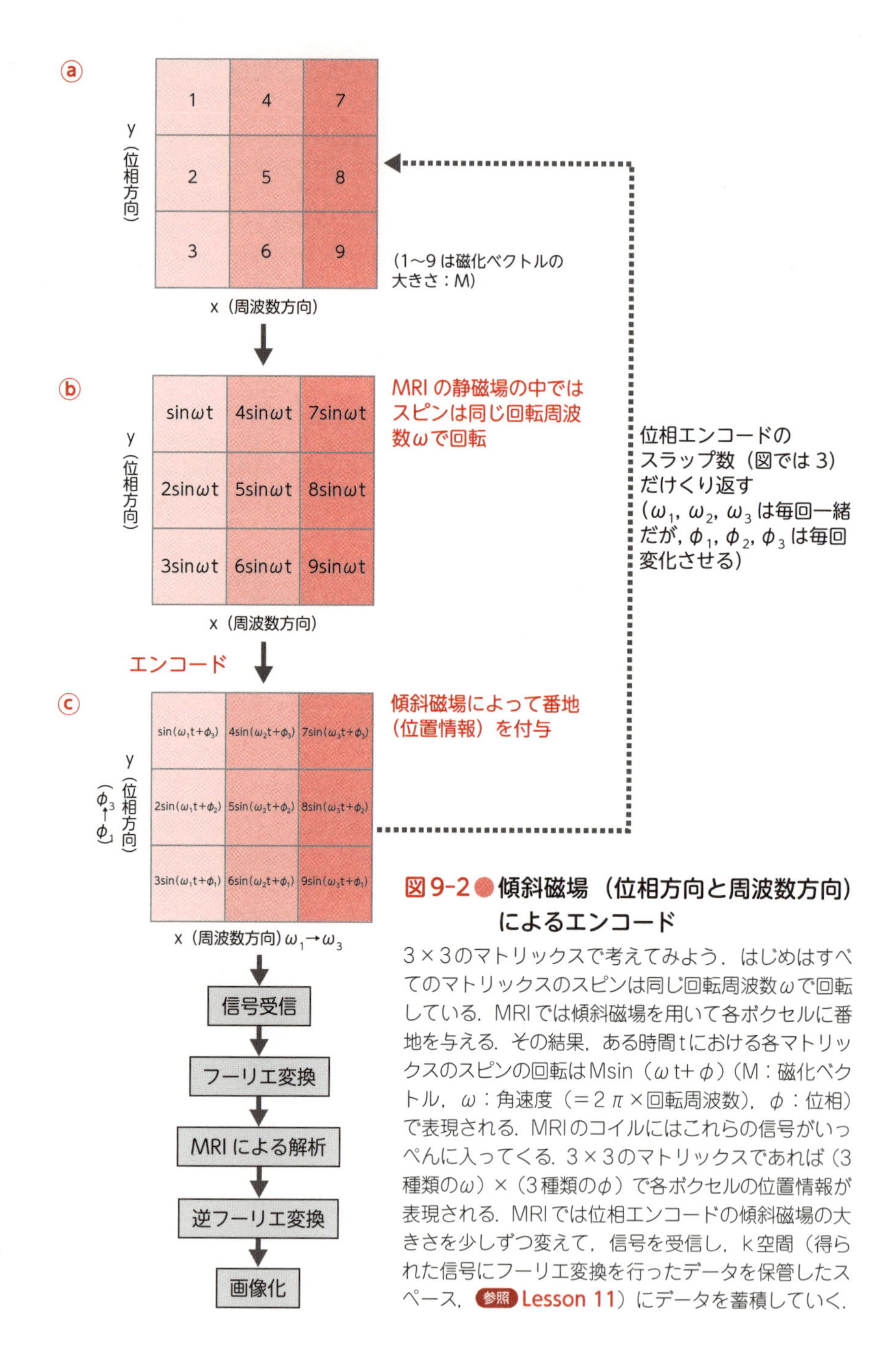

図 9-2 ● 傾斜磁場（位相方向と周波数方向）によるエンコード

3×3のマトリックスで考えてみよう．はじめはすべてのマトリックスのスピンは同じ回転周波数ωで回転している．MRIでは傾斜磁場を用いて各ボクセルに番地を与える．その結果，ある時間tにおける各マトリックスのスピンの回転はMsin（ωt+ϕ）（M：磁化ベクトル，ω：角速度（＝2π×回転周波数），ϕ：位相）で表現される．MRIのコイルにはこれらの信号がいっぺんに入ってくる．3×3のマトリックスであれば（3種類のω）×（3種類のϕ）で各ボクセルの位置情報が表現される．MRIでは位相エンコードの傾斜磁場の大きさを少しずつ変えて，信号を受信し，k空間（得られた信号にフーリエ変換を行ったデータを保管したスペース，参照 Lesson 11）にデータを蓄積していく．

また**傾斜磁場をごく短時間加えることで，スピンの位相をずらす**こともできます．少し詳しく説明しましょう．

MRIの静磁場のスピンの回転は下の式で示されます．

> $I = M\sin(\omega t + \phi)$
>
> M：磁化ベクトル，ω：角速度（$= 2\pi \times$回転周波数），ϕ：位相

ここで，傾斜磁場を加えるとスピンはもとの静磁場の周波数とは異なった周波数で回転をはじめます（図9-3）．ここで傾斜磁場を切ると，元の静磁場の回転周波数に戻りますが，多く回転したスピンはその分余計に回転したまま，元のように回転を続けます．つまり，傾斜磁場による回転のずれが位相の変化として蓄積されます．このように**ごく短時間の傾斜磁場によって位相を変化させる**ことが可能となります．

MRIではおのおののボクセルに位置の情報を与えるための傾斜磁場には次の3種類があり，パルス系列の一定の時間に付加されます（図9-4）．

- **スライス選択**（横断面の画像を得る場合はz軸方向に傾斜磁場をかける）：特定の断面だけを切り出すときに付加
- **位相エンコード**（横断面の画像を得る場合はy軸方向に傾斜磁場をかけて位相ϕを与える）：パルス系列の途中で付加，RFパルスのたびに大きさを変える
- **周波数エンコード**（横断面の画像を得る場合はx軸方向に傾斜磁場をかけて周波数$f(=\frac{\omega}{2\pi})$を与える）：エコー信号受信のときに付加

2 スライスの選択はRFパルスと同時にスライス選択傾斜磁場をかける

スライス断面の決定（スライス選択）は図9-1ⓐのように**z軸方向（体軸方向）に傾斜磁場をかけ，z軸方向の磁場の勾配をつくることに**

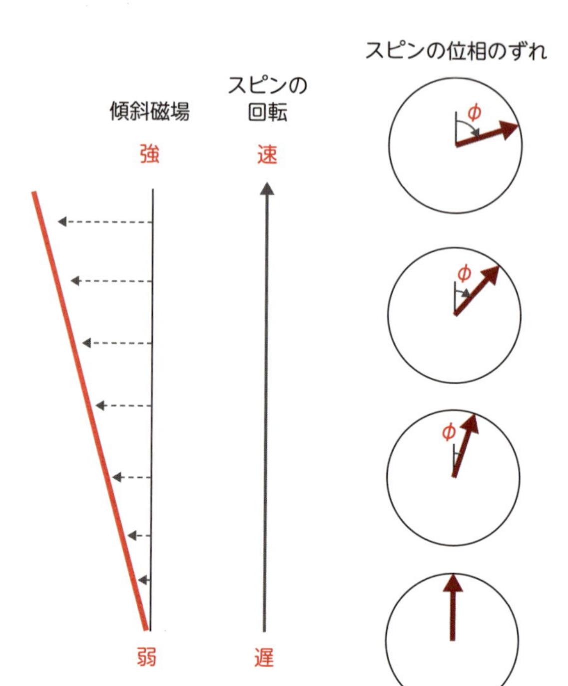

図9-3● 傾斜磁場の働きと位相のずれ

スピンは静磁場の周波数で回転している．ここに一時的に傾斜磁場を加えると局所的な磁場の強さが変化し，強い磁場を感じたスピンは速く（上の段），弱い磁場では遅く（下の段）回転する．つまり，回転周波数が変化する．その後に傾斜磁場を切ると，元の静磁場での周波数で回転するが，速く進んだ分は位相のずれとして残る（記憶される）．つまりスピンの部位によって位相（ϕ）を変化させることができる．

よって行われます．傾斜磁場によってそれぞれの位置で磁場の強さが少しずつ変わります．その結果スピンは位置によってわずかに異なった周波数で回転することとなります．そこで，**傾斜磁場を付加しているときにある周波数の幅をもったRFパルスを与えると，その幅の周波数のスライスだけが選択的に励起されます**．このようにRFパルスと同時にスライス選択のための傾斜磁場をかけることで，特定の断面

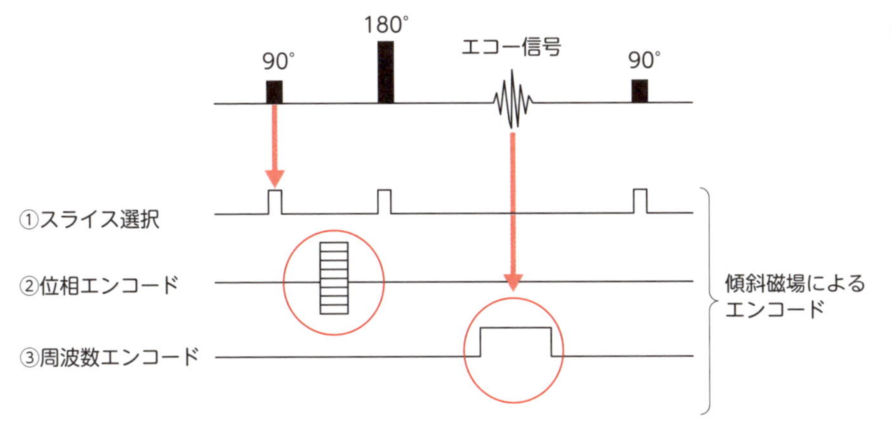

図9-4 ● パルス系列と傾斜磁場によるエンコード

Spin echo法では①スライス選択，②位相エンコード，③周波数エンコードの順に傾斜磁場をかける．
①欲しいスライス幅の共鳴周波数幅に一致した90°パルスをかけることでスライスを選択する．
②位相エンコードの傾斜磁場はスピンに位相を与える大きさを少しずつ変化させて位相マトリックスの数だけくり返す（参照 Lesson 11-3）．③周波数エンコードはエコー信号収集と同時に行う．

だけを切り出すことが可能となります（図9-4の「①スライス選択」）．

3 位相エンコードでは強さを変えて傾斜磁場をくり返す

選択されたスライスに対して図9-3で説明したように一時的に位相エンコードの傾斜磁場をかけると位相が変化します．Spin echo法ではこの位相エンコードの傾斜磁場を90°パルスと180°パルスの間に加えます．強い傾斜磁場を受ける部分はどんどん位相が進んでいきます．位相方向のマトリックスの大きさが3であればスライス内の位置によってϕ_1，ϕ_2，ϕ_3と位相のずれを変化させます 脚注．

さらにk空間のところで詳しく説明しますが（参照 Lesson 11），同じ強さの傾斜磁場だと当然，同じ信号しか出てこないので，この傾斜磁場をRFパルス（90°パルス）のたびに少しずつ強さを変えて，くり返します．つまり，この位相方向の傾斜磁場をRFパルス（90°パルス）のたびに1回，1回変化させることで，違った信号が発生します（ϕ_1，ϕ_2，ϕ_3の大きさはすこしずつ変わりますが，周波数方向のエンコードは毎回一緒ですのでω_1，ω_2，ω_3は一定です）．

4 周波数エンコードは信号受信と同時に行う

周波数のエンコードはエコー信号受信と同時に行います（図9-4）．周波数方向（x軸）に傾斜磁場を加えるとプロトンは位置によって異なった周波数で回転をはじめます．マトリックスの数はサンプリングの数で決定されます（例えば，図9-2のⓒではω_1，ω_2，ω_3の3個）．

各ボクセルの信号は図9-1のⓑのようにあらわされますが，実際にコイルによって検出される信号はこれらの総和です．これをフーリエ変換用語解説すれば各ピクセルの信号の強さを求めることができます（参照 Lesson 11）．

5 傾斜磁場によるスピンの位相の分散と収束

傾斜磁場は主に位置情報を得るために用いますが，それ以外にもいろいろと使い道があります．それは傾斜磁場によってスピンの位相が変化する性質を使うものです．

脚注 実際には$-\omega$（負の値）から，0，$+\omega$（正の値）に変化させる．そしてRFパルスのたびにその大きさを変化させる．例えば，位相方向のピクセルが3だとすると1回目0，0，0，2回目$+120°$，0，$-120°$，3回目$+240°$，0，$-240°$と変化をさせていく．

用語解説 **フーリエ変換**…データ解析法の一つで，いろいろな周波数が重なりあってできている波形を，周波数ごとに分離する方法．

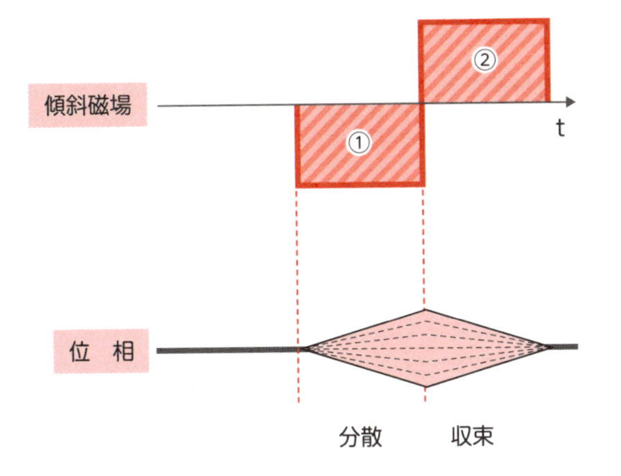

図 9-5 ● 傾斜磁場によるスピンの分散と収束

①の傾斜磁場をかけた直後に真逆の②の傾斜磁場をかけることで，①によってばらけた位相を再収束することができる．位相を分散すると信号は低下するが，収束すると信号が発生する．

もう一度図 9-3 を見てください．傾斜磁場によってスピンに余分に磁場がかかると回転数が増してスピンの位相が増加します．傾斜磁場ですので，場所によっていろいろの強さの磁場がかかります．つまり，傾斜磁場をかけることによってそれまで揃っていた位相がバラバラになってしまい，信号が低下してしまいます（incoherent，参照 Lesson 0-6）．それではどうやってバラバラになった位相を揃えるのでしょうか．そう，正反対の磁場をかければよいのです．そうするとちょうど spin echo 法で 180°パルスをかけたのと同じように（参照 Lesson 5-1，図 5-3）強い磁場を受けて位相が大きく進んでいたスピンは反対方向の磁場を受けて大きく戻りますし，少ししか進んでいなかった磁場は少ししか戻りません．このようにして傾斜磁場でも再び位相を揃えることができます（図 9-5）．

次に出てくるgradient echo法は，このような傾斜磁場のスピンの位相の分散を使って信号を得る方法です（参照 Lesson 10）．後で出てくる拡散強調画像も同じように傾斜磁場を使って拡散の程度を検出する画像です（参照 Lesson 16）．

Lesson 10

MRIの急行列車
傾斜磁場を使うgradient echo法

Chart

Gradient echo法は180°パルスの代わりに，傾斜磁場を反転してエコー信号を得る撮像法です

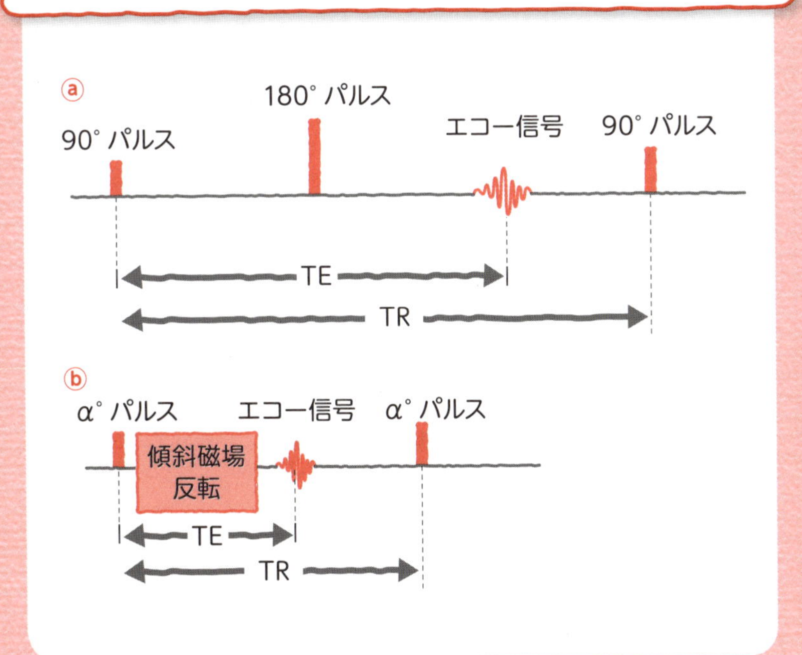

図10-1 Spin echo法（ⓐ）とgradient echo法（ⓑ）の比較

Spin echo法では，180°パルスを使ってエコー信号を得ている（ⓐ）が，gradient echo法では180°パルスを使わず，傾斜磁場を反転してエコー信号を得るため，TR（RFパルスの間隔）を短くできる（ⓑ）.

Gradient echo法はspin echo法とともに臨床でよく使われるパルス系列です．180°パルスの代わりに**Lesson 9**で説明した傾斜磁場の反転を使って信号を得ます（参照 **Lesson 9-5**）．TRを短くすることができるため，撮影時間が短く，血流が高信号となること，**三次元画像に有利**であること，**磁場の不均一性に敏感**であることなどの特徴があります．

1 Spin echo法とgradient echo法の違い

Spin echo法では180°パルスでスピンの位相を揃えてエコー信号を得ています（参照 **Lesson 5**）が，gradient echo法では180°パルスの代わりに**傾斜磁場を反転させることによりFID信号を再収束**させて短い時間でエコー信号を得ることができます（**図10-2**）．一般的なspin echo法とgradient echo法を比較したタイミングチャートを**図**

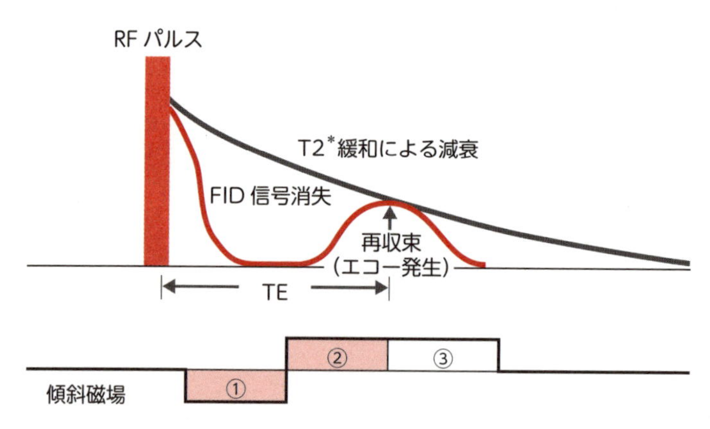

図10-2 ● Gradient echo法におけるFID信号の再収束

RFパルスの直後に発生するFID信号はT2*緩和で急速に減衰する．Gradient echo法ではFID信号を傾斜磁場でいったん強制的に減衰させ，傾斜磁場で再収束させている．①の傾斜磁場でスピンはいったんバラバラとなるが②の傾斜磁場で再収束し，エコーを発生する．さらに③の磁場を加え続けると再びバラバラとなる．

表10-1 ● Spin echo法とgradient echo法の比較

	spin echo法	gradient echo法
RFパルスのフリップ角 用語解説	90°	90° 以下（α° パルス）
スピンの収束	180° パルス	傾斜磁場
磁化率，磁場不均一の影響	小	大
横緩和	T2	T2*
TR，TEの長さ	長い	短い
撮像時間	長い	短い
データ収集法	二次元マルチスライス法	二次元† 三次元
血管内の信号	低信号	高信号

†：TRが長い場合はマルチスライス法が可能であるが，短い場合は1枚1枚撮像する．

10-1に示し，また特徴を表10-1にまとめます．Gradient echo法は撮影時間が短く三次元のデータ収集を行うことも可能です（参照 Lesson 12-2）．しかし磁場の不均一性に敏感ですので，アーチファクトが出やすい傾向にあります．逆に磁場の不均一性を積極的に利用する撮像法もあります（3で後述，参照 Lesson 7-4，図7-6）．

2 Gradient echo法では短時間撮像が可能

Gradient echo法では180°パルスの照射がない分，励起から信号発生までの時間（TE）が短く，spin echo法と比べて短い間隔でRFパ

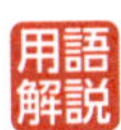

フリップ角…RFパルスによってz軸方向を向いていた磁化ベクトルは倒れていく．xy平面に完全に倒れる強さのフリップ角が90°パルスである．Gradient echo法では90°より小さい（α°）フリップ角を使う．

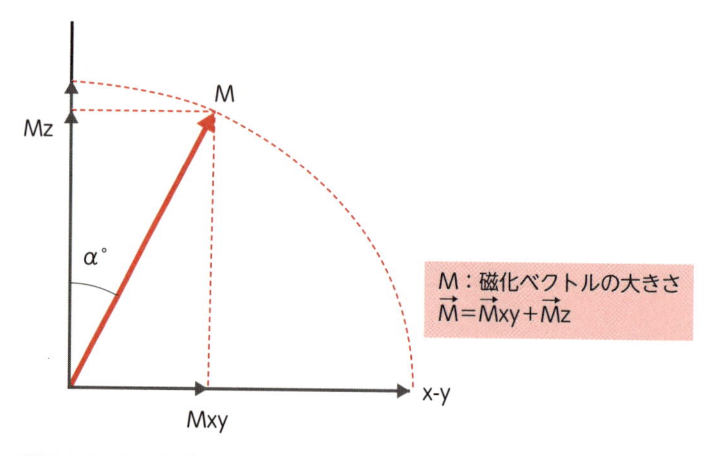

図10-3 ● α°パルス

Gradient echo法では短いTRでRFパルスをくり返すため，速やかに縦磁化が回復することができるように90°パルスより小さいフリップ角（α°パルス）を使う．横磁化は90°パルスより小さいが，縦磁化の回復が大きいため，全体としての信号は強くなることが多い．

ルスをくり返すことが可能です（図10-1）．つまりTRを短くすることができ，**撮像時間が短縮**できます．しかし，90°パルスを用いて短いTRでRFパルスをくり返すと，縦磁化が十分に回復できません（元の上向きに戻れない）．そのため90°より小さいフリップ角（α°パルス）を用いることで，縦磁化の回復を可能としています（図10-3）．

3 Gradient echo法は磁場の不均一に敏感

MRIの磁石の中は強い磁場がかかっています．基本的に磁場は均一のはずですが，その中に人が入ると少し磁場はゆがみ，不均一となってしまいます．また，空気や磁性体なども磁場に影響します．磁場が不均一ということは，一部で局所的に磁場が強くなったり弱くなったりするということです．磁場が強いとスピンが速く回転するので，位相は大きくずれ，弱いと回転は遅くなるため周囲よりずれが小さくなります脚注.

しかしspin echo法では180°パルスを加えていますので，磁場の不均一性はおおかた補正することが可能です用語解説．一方，gradient echo法では180°パルスが存在しないため，このような補正はされません．そのため画像に磁場の不均一の影響が強く現れます．このような現象は**磁化率効果**とよばれ，アーチファクトの原因となりますが（参照 Lesson 17-3），逆にこれを積極的に使って鉄の検出（参照 Lesson 7-4）や造影剤による血流診断（参照 Lesson 14-3）を行うこともあります．特にエコー時間（TE）を長くするとスピンのずれが大きくなるため，磁場の不均一性の効果が強く現れます．このような画像は**T2*強調画像**とよばれます（参照 Lesson 7-4）.

4 Gradient echo法でもT1強調画像やT2強調類似画像を得ることができる

Gradient echo法でもTRやTE，フリップ角を変えることでT1値やT2値のコントラストを強調した画像（T1強調画像，T2強調画像）を得ることができますが，T2強調画像についてはちょっと違ったコントラストを強調した**T2*強調画像**が得られます．

図10-4に示すようにspin echo法のピークのエコー信号はT2で減衰していく信号ですが，gradient echo法ではFID信号を利用しています．FID信号は磁場の不均一性によって，急速に減衰していきます．このFID信号の減衰がT2*緩和で，必ずT2緩和より短くなります．

脚注 磁場が局所的に強くなるとスピンは静磁場と局所磁場の両方の影響をうけ，より速く回転するようになる．

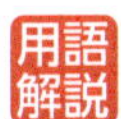

磁場不均一の補正…理想的にはMRIの磁石の中は磁場は均一であるべきであるが，さまざまな理由で若干ゆがみが生じている．磁場が不均一であると位相の変化が起こるが，180°パルスを加えることでほぼ相殺（補正）することができる（参照 図5-3）.

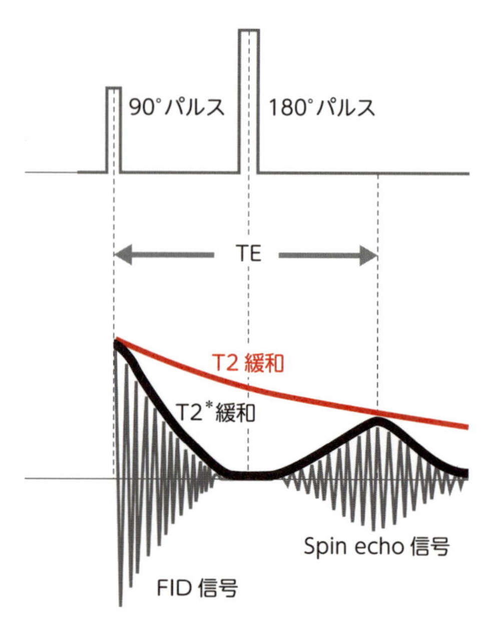

図10-4● T2緩和とT2*緩和の違い

RFパルスでxy平面に倒れた磁化ベルトルはT2緩和によってばらけていくが（参照 Lesson 4-2），実際には磁場の不均一性のため急速にばらけてしまい，FID信号として観察される．この減衰がT2*緩和で，FID信号の減衰するピークをなぞった図の黒線（━）に一致する．一方，spin echo法では180°パルスによってばらけたスピンを再収束させることができる．T2緩和は正味の横磁化の減少をあらわした図の赤線（━）の部分に相当する．

Spin echo法ではTRとTEの長さを変えることで，画像のコントラストを得ることができます．Gradient echo法ではTRやTE以外にRFパルスのフリップ角（α°）もコントラストに影響します．実際のパラメータの設定はかなり複雑ですし，知らなくても日常臨床ではそれほど問題ありませんので，ここでは省略します．

Lesson

11 k 空間は MRI のデータセンタ

Chart

k 空間では以下の２つが重要です.

- 1回のRFパルスで発生するエコー信号にフーリエ変換を行い，1列ずつデータを埋め，位相エンコードの数だけ繰り返してk空間を充填します
- k 空間の中心部のデータは画像のコントラストを，辺縁部は細かい輪郭情報を決めます

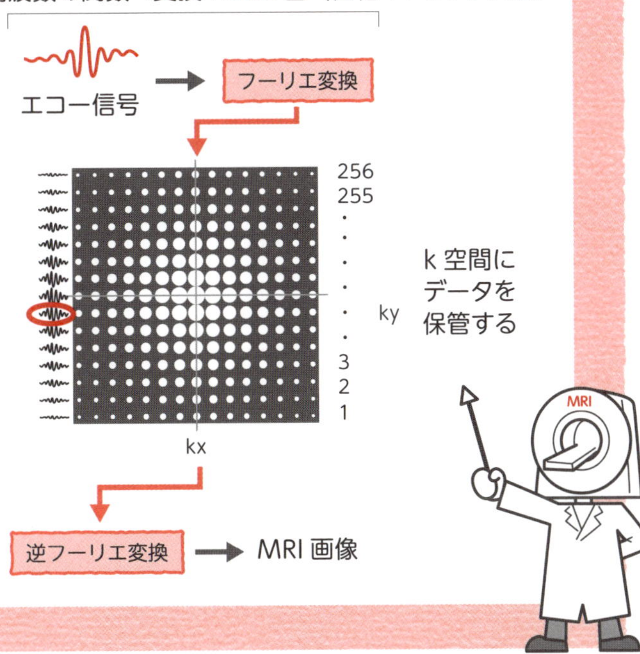

図11-1● エコー信号からMRI画像を得るまでの流れ
MRIでは発生する信号を直接画像化することはできないため，エコー信号に対しフーリエ変換を行い，k空間にデータを保管して，処理を行う．k空間を充填するために位相エンコードを変えて何度も撮像し，1列ずつデータを充填していく．
位相方向のマトリックスが256であれば位相方向の磁場を変えて256回信号を発生させ，256列のデータを充填し，k空間を完成させる．それを基に逆フーリエ変換を行い，画像化を行う．

MRIでは発生するエコー信号をフーリエ変換用語解説によって周波数の関数にしてローデータとしてコンピュータのメモリに蓄積していきます．この保管するスペースのことを**k空間（k-space）**用語解説とよびます．物理や数学が苦手なわれわれにとって，フーリエ変換やk空間はとてもわかりにくいものですが，上手に使うことで，撮像の大幅な高速化が可能です．おおよその考え方だけでも知っておきましょう．

1 フーリエ変換によってエコー信号を周波数の関数に変える

エコー信号は図11-2ⓐのような波形の信号として受信されます（横軸は時間，縦軸は信号強度）．このような複雑な波形でもフーリエ変換によって時間の関数を周波数の関数に変換する（図11-2ⓑ）ことで，それぞれの周波数の信号成分がどれほど含まれているかを知ることができます．

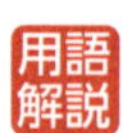

フーリエ変換と逆フーリエ変換…信号は時間の関数（大きさが時間とともに変化）であるが，これを周波数の関数（周波数の分布で表現する）に変換するものがフーリエ変換である．フーリエ変換を行うことでさまざまな処理が簡単にできるようになる．そして，それを元の形に戻すものが逆フーリエ変換である．
k空間…k空間は画像データである実空間をフーリエ変換したデータの塊で，コンピュータのメモリ上に保管されている．実空間の座標軸は時間軸であるのに対し，k空間の座標軸は空間周波数である．

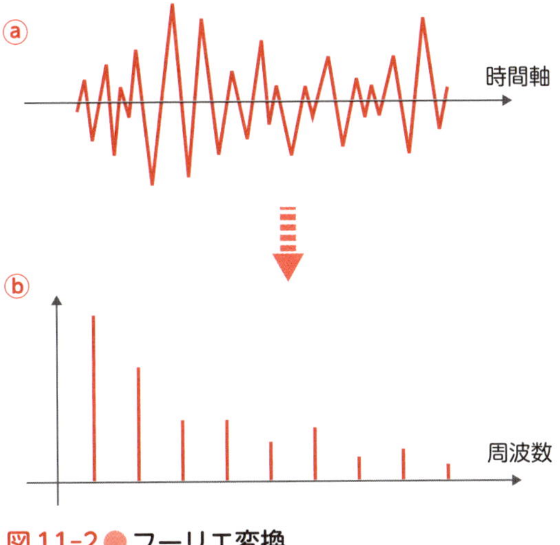

図11-2● フーリエ変換

フーリエ変換によって時間の関数であるエコー信号（ⓐ）を周波数の関数（ⓑ）に変換することで，解析が容易となる．

2 位相エンコードの数だけ受信をくり返してk空間を充填する

MRIの受信コイルで受信する信号はスライス内のすべてのボクセルからの信号の総和であり，個々のボクセルからの信号を個別に受信することはできません．そのためMRIでは傾斜磁場によってそれぞれのボクセルごとに異なった周波数，位相の情報で番地があてがっていましたね（参照 Lesson 9）．受信コイルには各ボクセルから一斉に信号が届きますが，フーリエ変換によって身体のどの位置からどのくらいの強さで信号が発生しているかを分析し，画像を作成することができるのです．

しかし，1回の信号受信だけではこの分析はできません．5×7のマトリックスであれば位相方向の傾斜磁場を7回変化させて，7個のデータを発生させます．そして信号を1回受信するごとにフーリエ変換によって周波数の関数にして1列ずつデータを並べていきます．このように得られた信号に対してフーリエ変換を行い，データを保管するスペースが**k空間**です（図11-1）．このk空間のデータに対して逆フーリエ変換して，どの位置からどのくらいの信号が得られたかを計算したものがMRI画像です（図11-1）．

3 k空間の中心部は画像のコントラストを決定し，辺縁部は細かい輪郭情報を決めている

k空間の横軸kxは周波数エンコードに対応しており，k空間の中心部はエコー信号の中央部の大きな振幅のデータ，辺縁部には細かい輪郭情報データをたくさん含んでいます．一方，縦軸kyは位相エンコードに対応しています．通常はデータが得られた順番に端から並べられています．

縦軸方向の真ん中は位相方向の傾斜磁場が0の場合のデータで，位相のずれがないため最も大きい信号のデータが配列されていますが，細かい輪郭の情報はあまりありません．一方，縦軸の上端あるいは下端は位相方向の傾斜磁場が強くかけられているため位相のばらけが大きく信号は弱いのですが，細かい輪郭の情報をたくさん含んでいます．

つまり，k空間の中心部は画像のコントラストを決定する大まかな情報，辺縁部には細かい輪郭の情報を含んだ情報が詰まっているわけです（図11-3）．ただしk空間のそれぞれの点はすべての画像を反映しており，画像と1対1に対応するものではありません．

4 k空間をうまく使うことで撮像時間の短縮が可能である

MRIで画像を作成するためには，k空間のデータを全部埋める必要があります．通常1回のRFパルスで1個のエコー信号を得ているた

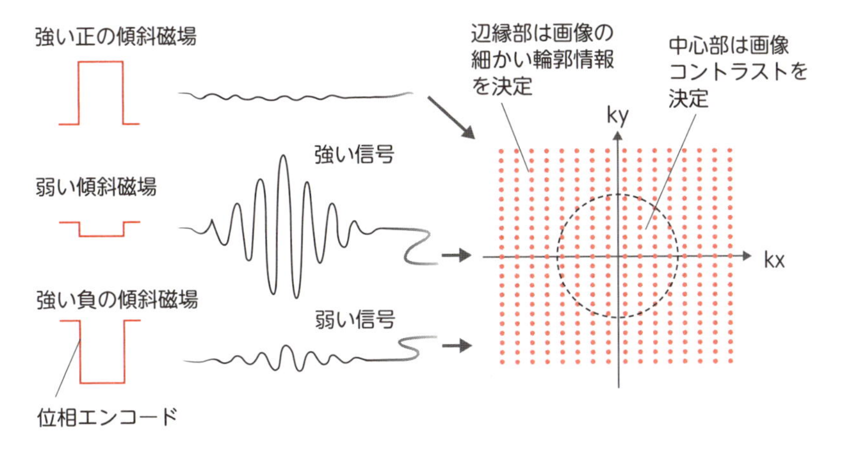

図11-3●k空間と画像コントラスト

画像を構成するためにはマトリックスの数だけ，位相エンコードの傾斜磁場の強さを変えて撮像をくり返す必要がある．このとき強い傾斜磁場をかけたものは信号が弱くk空間の辺縁部に，弱い傾斜磁場をかけたものは信号が強いためk空間の中心に置かれる．このような理由から画像のコントラストはk空間の中心部のデータで決定され，辺縁部は画像の細かい輪郭情報を決定する．k空間のデータはx軸（左右），y軸（上下）ともに対称である．

め，画像を完成させるためには位相エンコードの数だけ時間が必要です．もし1回の撮像で信号の量が足らないときは何度か同じシークエンスを繰り返すこともあり，その場合は撮像をくり返すだけ撮像時間は増えていきます（参照 Lesson 5-4）．とてもたいへんですね．

ここで図11-3のk空間を改めてよく見てみましょう．そう，じつは各k空間のデータはx軸，y軸に対して対称なのです（共役対称，エルミート対称といいます）．ということは，x軸方向あるいはy軸方向の半分だけデータを収集すればあとは計算によって求めることも可能です．y軸方向にほぼ半分のデータをだけを収集し，残りは計算で画像をつくる方法を**ハーフフーリエ法**，x軸方向に対し，ほぼ半分のデータを収集し，残りは計算で画像をつくる方法を**部分エコー法**と呼びま

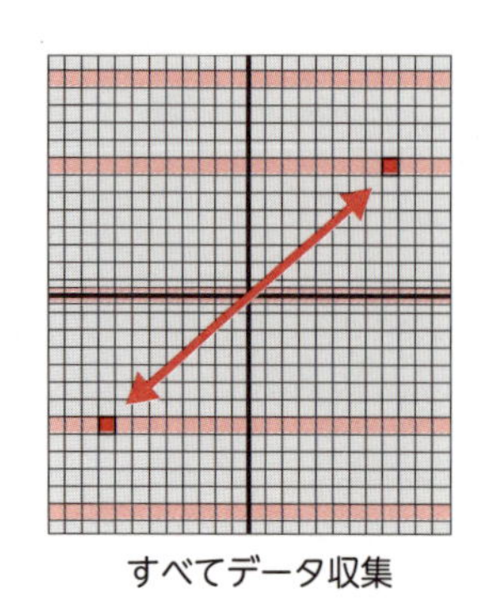

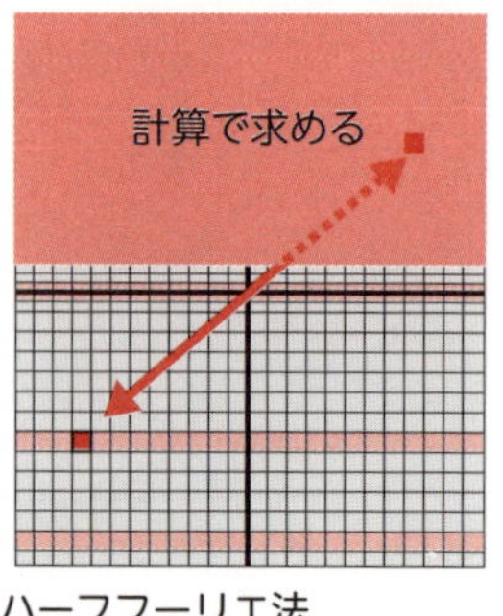

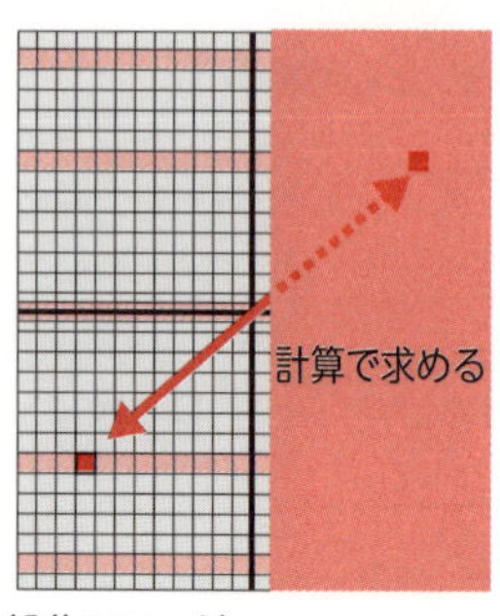

図11-4● k空間の対称性を利用した撮像時間の短縮
k空間は軸に対して対象であるため，おおよそ半分のデータがあれば，残りの半分のデータは埋めることができる．

す脚注．ハーフフーリエ法では位相エンコードの数をほぼ半分で済ますことができますので，撮像時間はほぼ半分に減らすことができますが，部分エコー法では周波数エンコードはもともと時間が短いので，撮像時間にはあまり影響しません（図11-4）．またいずれの方法でも信号の強さ（信号雑音比）は$1/\sqrt{2}$倍になってしまいます．

このようにk空間のおもしろい性質を使うことで，高速のイメージングが可能となります．

5 Fast spin echo法は大幅な時間短縮が可能

k空間の性質を上手に使う方法としてfast spin echo法（turbo spin echo法ともよぶ）があります．この方法はspin echo法の変法ですが，実際の臨床では最もよく使われているパルス系列の一つです．

脚注　実際には位相の誤差を防ぐために半分より少し多めのデータを得る．

以下，fast spin echo法について説明します．

Spin echo法では1回のRFパルスで1個のエコー信号を得ますが，その後エコー信号はだんだん消えていきます．ここで，180°パルスをもう一つ加えると再びエコー信号が発生します（図11-5ⓐ）．さらに180°パルスを加えるごとにエコー信号が発生します．これらの信号をくまなく使うことでk空間の列を1度に複数列埋めることができます．もし，1回のRFパルスで7個のエコー信号を得ることができれば1度に7列を埋めることができるので，1/7の撮像時間で画像をつくることが可能です（図11-5ⓑ）．

例えば従来型のspin echo法では，位相方向のマトリックスを256とすれば，256回の位相エンコードが必要です．くり返し時間（TR）を3,000 msec（3秒）とすると撮像時間はTR（秒）×位相エンコードの数×加算回数[用語解説]＝3×256×1＝768秒（12.8分）かかります．一方，fast spin echo法で180°パルスを例えば7回加えるとするならば，1回のTRの間に7個の信号が得られ，撮像時間を約1／7（＝110秒）に短縮することができます．最も極端なケースとして1回のRFパルスで，全部のデータを得ることも可能であり，1～2秒で撮像することも可能です〔HASTE法やsingle shot fast spin echo法（SSFSE法）といいます〕．

しかし，このように多数の180°パルスを使って画像を得た場合，完璧なデータというわけにはいきませんので，それなりに画質は低下します．また信号の発生するタイミングが違いますので，それぞれのエ

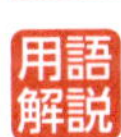

加算回数…パルス系列によって画像を得る場合，信号が弱くて画質がよくないことがある．このような場合同じパルス系列をくり返して，前の画像と重ね合わせて信号を強くすることがあり，加算という．例えば3回くり返すと加算回数は3であり，撮像時間は3倍，信号の強さ（信号雑音比）は$\sqrt{3}$倍となる．信号雑音比が3倍にならないのは雑音はランダムに見られるため，加算しても無駄だからである．

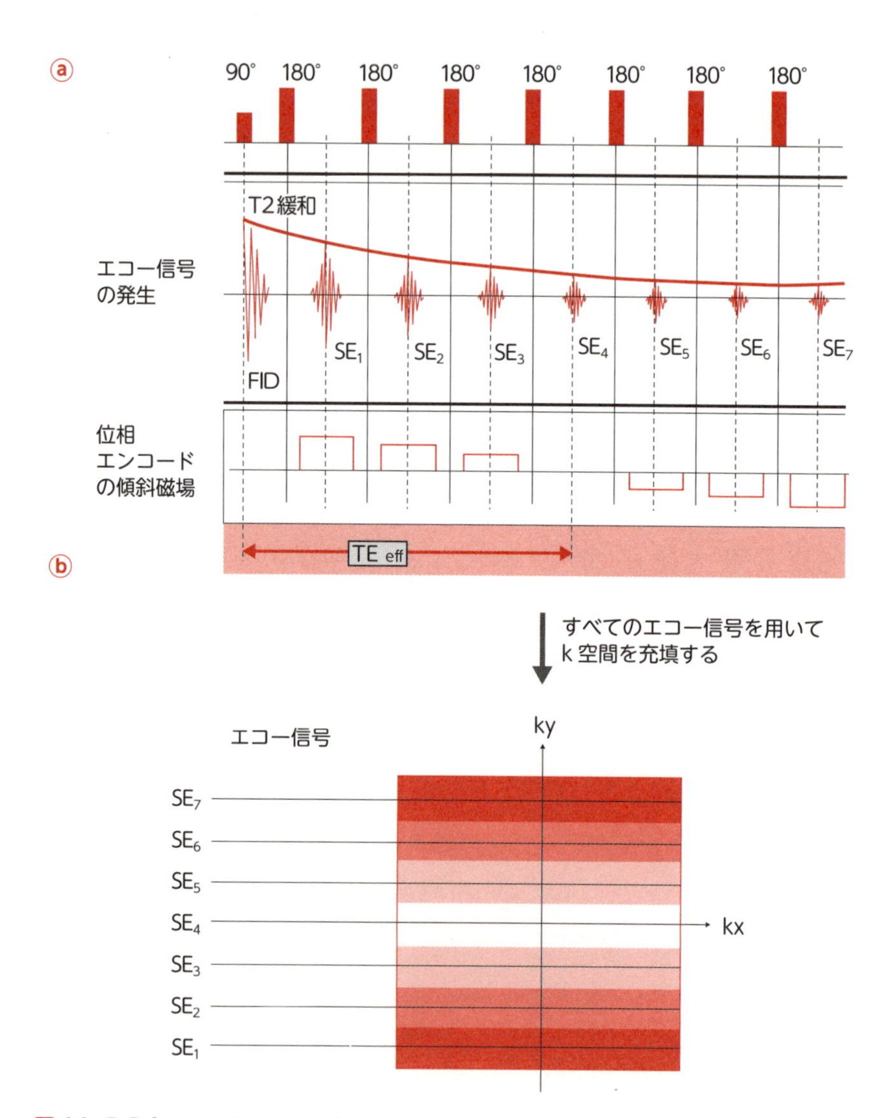

図11-5●fast spin echo法

通常のspin echo法は180°パルスは1回で，エコー信号は1個しか発生しないが，180°パルスを連続して複数回加える（図では7回）とそのたびにエコー信号を発生させることが可能（ⓐ）で1つのRFパルスでk空間を7つ埋められれば撮像時間も1/7になる．発生するエコー信号（SE_1，SE_2，…SE_7）はT2減衰によってだんだん小さくなるが，k空間の中心部のエコー信号（ここではSE_4）が画像のコントラストを決定する．このため，中心部のエコーが発生するまでの時間を実効TE（TE_{eff}）と呼ぶ．

コー信号の大きさも少しずつ違います（図11-5のSE$_1$, SE$_2$-----, SE$_7$）．図11-3で説明しましたようにk空間の中央近辺で得られるエコー信号によって，画像のコントラストは大まかに決まってきます．

6 EPI法はk空間を一挙に充填させる超高速撮像法

k空間の性質を最大限利用して大幅な時間短縮を図っている方法がエコープラナー法（echo planar imaging：EPI法）です．

EPI法は，撮像時間が40～100 msecと，最近のMR技術の中で最速のgradient echo法の撮像法の1つです．1回のRFパルスで，k空間のすべてのデータを充填します（図11-6）．α°（＜90°）のRFパルスの後に一気にgradient echoを収集する**gradient echo型**と，90°-180°パルスの後に発生するspin echoを一気に収集する**spin echo型**があります．

EPI法では傾斜磁場を急速に反転しなければならず，高性能の傾斜磁場発生装置が必要です．画像は非常に強い**T2***情報を含んでいます．そ

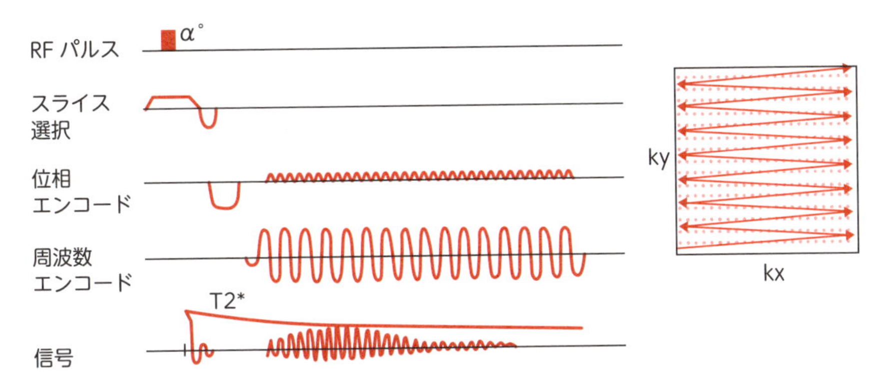

図11-6 ● EPI法（gradient echo型）
1回のRFパルスの後に位相方向および周波数方向の傾斜磁場を断続的に変化させ，すべてのk空間のデータを収集する．

のためアーチファクトが出やすいので通常の撮像には向きませんが，高速の撮像が必要な**拡散強調画像**や**潅流画像**，**ファンクショナルMRI**に使われます．

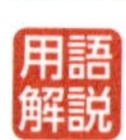

潅流画像…造影剤を急速注入して信号強度の変化から血流量を求める方法．くり返し撮像するため，ごく短時間で撮像が可能で，かつ造影剤の濃度変化を検出できるよう磁化率に鋭敏なEPI法が用いられることが多い．

ファンクショナルMRI…脳活動に伴う微量の血流量変化を検出することで，脳活動の局在を見る方法．高速に撮像可能で，磁化率に鋭敏なEPI法が用いられる．

Lesson 12

MRIで多数の断面を撮像する

Chart

- 二次元の撮像では，RFパルスと次のRFパルスの間の時間に，次々に隣のスライスを撮像します
- 三次元の撮像では，スライス方向にエンコードを行うため，撮像時間は延長しますが，薄いスライスが得られます

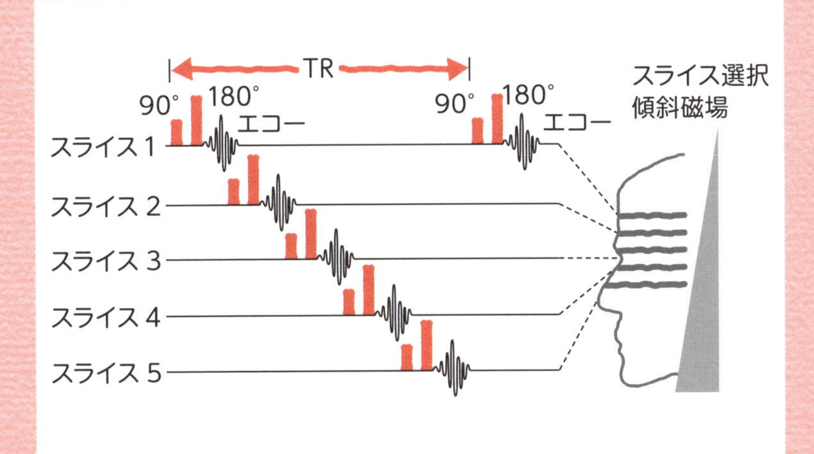

図12-1 ● 二次元撮像におけるマルチスライス法

Spin echo法のようなTRの長いパルス系列においては，次のRFパルスまでの空き時間で，次々に隣のスライスを撮像するため，一度に複数のスライスを得ることができる．スライスごとに違った大きさのRFパルスを加えることで別のスライスを得ることができる．

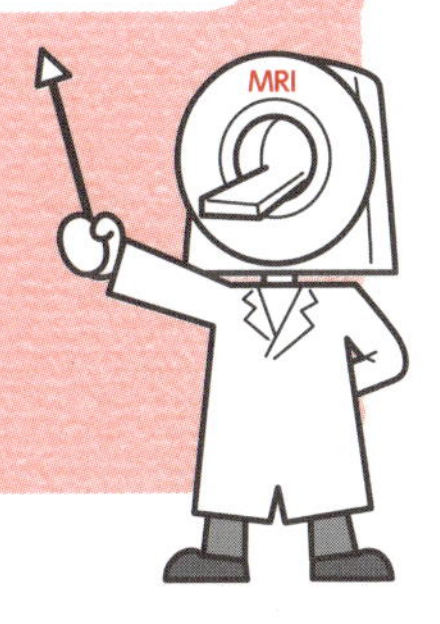

MRI画像の読影には多数のスライスが必要ですが，どのようにして複数のスライスを得ているのでしょうか．MRIでは断面をそれぞれ撮像する二次元撮像と一度に立体を撮像する三次元撮像があり，撮像法は二次元と三次元でかなり異なります．

通常，二次元の撮像では1回の撮像で複数のスライスを得るマルチスライス法を用います．短い撮像時間のパルス系列（多くはTRが短いもの）では1回の撮像で1枚ずつ得ることもあります．これらの二次元の撮像ではスライスにはある程度の厚みが必要です．

一方，三次元撮像では薄いスライスの撮像が可能であり，MR angiography（参照 Lesson 14）などに利用されます．しかし，一般に撮像時間は長くなります．

1 MRIでは一度にたくさんのスライスを得ることができる

通常，spin echo法やfast spin echo法では十分な縦緩和を得るためにTRを長く設定する必要があります．つまり，RFパルスと次のRFパルスの間隔を空ける必要があるということです．この間，機械はボーッとしているわけではなく，空いた時間に次のスライスの撮像を行っているのです．

スライスの選択にはスライス選択傾斜磁場をかけて，一定の周波数のRFパルスを加えますが，この傾斜磁場を加えることで，各スピンの共鳴周波数が変化し，RFパルスに対して限られた断面のスピンしか励起されません（参照 図9-1ⓐ）．次のスライスに対して少しずれた周波数のRFパルスを加えることで，別のスライスを励起することができます．これを次々と次の90°パルスが加えられるまで（TR時間）くり返すことで，一度に複数のスライスを得ることができます．これを**マルチスライス法**とよびます（図12-1）脚注．

というわけでT2強調画像のようにTRが長いパルス系列では多数のスライスを得ることができますが，T1強調画像のようにTRの短い撮像ではあまりスライス枚数を稼げません．

一方，single shotのHASTE法（参照 Lesson 11-5）やTRの非常に短いパルス系列ではマルチスライス法ができませんので，1枚1枚撮像していくことになります．

2 三次元撮像ではスライス選択においても位相エンコードを使うため，撮像時間は長い

通常，MRIでは1回の撮像で複数のスライスを得ますが，それぞれの画像は二次元の撮像です．一方，スライスではなく，一度に一定の立体（ボリューム）を丸ごと撮像することもでき，三次元撮像とよばれます．よくMR angiographyやMRCP（magnetic resonance cholangiopancreatography：磁気共鳴胆道膵管造影）などで得られた画像を三次元画像と言いますが，これは三次元で撮像したデータから必要な部分，例えばMR angiographyであれば血管像のみを抽出して立体的に表示したものを示します．

それではどのようにして三次元撮像を行っているのでしょうか．

二次元撮像では傾斜磁場をスライス選択（Z）→位相エンコード（Y）→周波数エンコード（X）の順にかけていき，位相エンコードの部分の傾斜磁場の強さを少しずつ変えることをくり返していましたね（参照 Lesson 9）．一方，三次元の撮像ではスライスを選択する代わりに，スライス方向に対しても位相エンコードを行うことで立体全体のデータが一度に得られます．しかし，一度に画像が得られるのはたいへんあ

脚注 スライス間の干渉を防ぐためにスライスとスライスの間には少しギャップを開ける必要がある．間隔をつめすぎると，信号の低下がみられクロストークアーチファクトと呼ばれる（参照 Lesson 17-5-❷）．

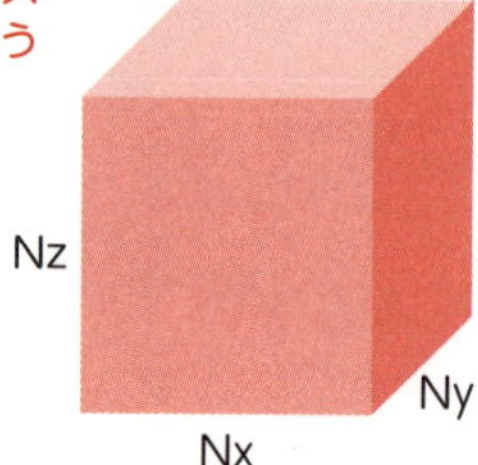

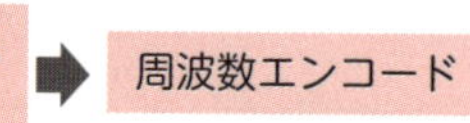

二次元撮像：位相エンコードの数だけ撮像をくり返す．Nz 方向（スライス）はマルチスライス法により TR と TR の間の空き時間を使う
スライス選択
位相エンコード
周波数エンコード
撮像時間＝TR×Ny
三次元撮像：位相エンコード × 周波数エンコードの数だけ撮像をくり返す
領域選択
位相 × スライスエンコード
周波数エンコード
撮像時間＝TR×Ny×Nz
Nz
Ny
Nx

図 12-2●二次元撮像 vs 三次元撮像

ある立体を撮像する場合，二次元ではNx（周波数方向）とNy（位相方向）の断面をマルチスライス法で得るため，撮像時間はTR × Nyとなる．Nz方向（スライス方向）は次のRFパルスまでの空き時間で撮像するため，時間の延長はない．しかし，三次元撮像では撮像時間はTR × Ny × Nzとなり，撮像時間は著しく延長する．なお，Nxについては撮像時間はほとんどかからない．

りがたいのですが，二次元の撮像では撮像時間は「撮像時間＝TR × Ny」（Ny：位相エンコードの数）だったのに対して，三次元ではさらにスライス方向も傾斜磁場を少しずつ変えてくり返すため「撮像時間＝TR × Ny × Nz」（Nz：スライスエンコードの数）となります（図12-2）．なお，周波数方向のエンコードは信号収集時のごく短い時間に多くのデータを得ますので，撮像時間にはほとんど影響しません．

例えば図12-3のようなある立体（Nx＝256，Ny＝128，Nz＝64のマトリックス）をspin echo法（TR＝600 msec）で撮像すると，撮像時間は約82分（0.6 × 128 × 64 ÷ 60）かかってしまい，とても使えません．一方，gradient echo法を使うとTR＝10 msecくらいに設定できますので，約1.4分（0.01 × 128 × 64 ÷ 60）で終了します．そのため**三次元撮像は通常はTRの短いgradient echo法**で行われます．

3 三次元撮像は強い信号の薄いスライスの画像が得られる

二次元の撮像ではスライスとスライスの間にギャップが必要ですが，

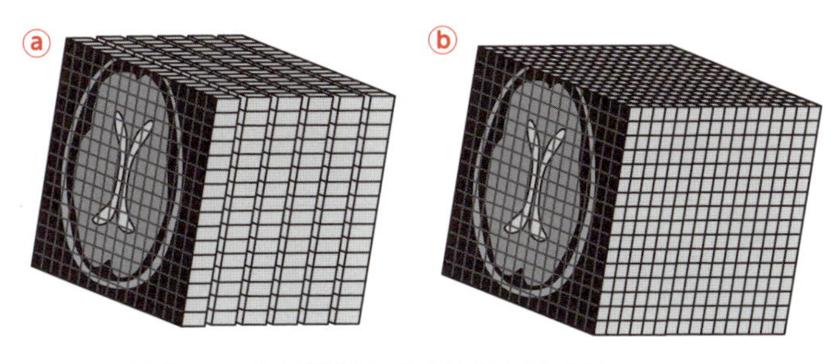

図12-3 ● 二次元撮像と三次元撮像におけるスライス
二次元撮像では多数のスライスが得られるが，1枚1枚のスライスは厚く，スライス間にギャップが存在する（ⓐ）．一方，三次元撮像したデータはスライスが薄く，ギャップがない（ⓑ）．もし，1個1個のボクセルが立方体であるとどの方向から切り出しても同じ解像度が得られる．

三次元撮像では個々のスライスではなくボリューム全体からMR信号が得られ，ギャップがありません（図12-3）脚注．このため，薄いスライスで撮像してさまざまな断面の画像を切り出すことも簡単です．またもし，1個1個のボクセルが立方体であると（つまりNx＝Ny＝Nz）どの方向から切り出しても同じ解像度が得られ，等方性（isotropic）の画像とよばれます．また1つのボリュームに対して時間をかけて撮像していますので，信号も強く（信号雑音比が高い），薄いスライスにしても良好な画像が得られます．

4 MR angiographyやMRCPでは三次元で撮像した画像から必要なデータを抽出している

MR angiographyやMRCPは三次元の画像とよばれますが，これは画像を回転したりして立体的に観察できるためです．撮像法は二次元でも三次元でもよいのですが，いろいろな方向から見てスムーズな画

脚注　二次元の撮像では図12-1に示すように，順次撮像していくが，隣のスライスの干渉を防ぐためにスライス間にギャップが必要である（図12-3ⓐ）．一方，三次元の撮像では立体を一度に撮像するため，立体のすべてのデータが存在し（図12-3ⓑ），データ収集後に任意の厚み，任意の断面で切り出すことが可能である．

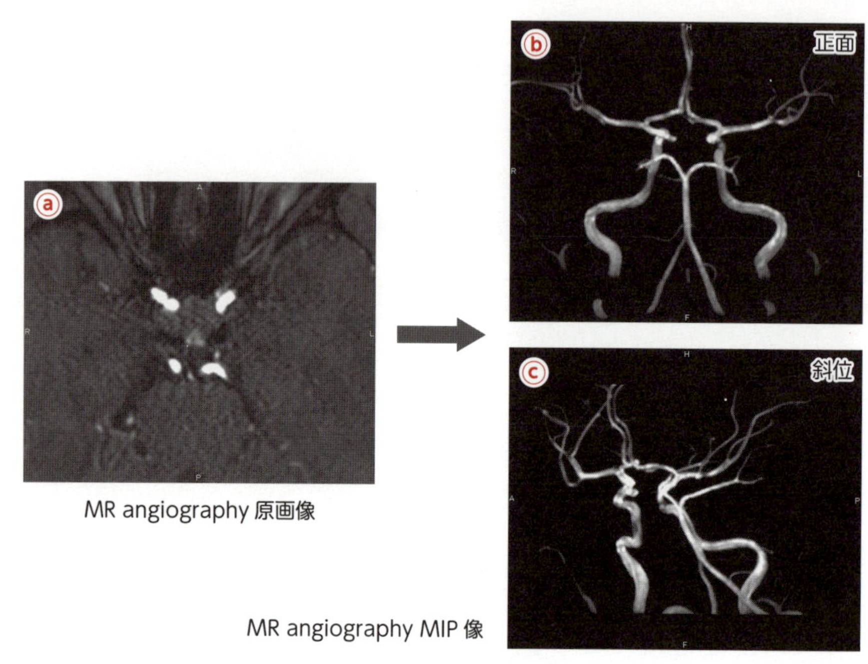

図12-4●MIP法による頭部MR angiography
Gradient echo法によって撮像すると血流は高信号となる（ⓐ）．MIP法で高信号の成分を集めて，立体的に表示する（ⓑ，ⓒ）．

像が得られるように多くは三次元の撮像法を用います．

多くのMR angiographyやMRCPは三次元撮像法による薄いスライスデータの中から，投影方向で最も信号の強いものをとり出して画像化しており，MIP法（maximum intensity projection：最大値投影法）とよばれます（図12-4）．

また画像データをすべて使っていろいろな断面を切り出すMPR法（multi planar reconstruction：多断面再構成法）もよく用いられます．また必要な部分に選択的に色をつけたり，不要な部分を透明化して，立体的に表示する方法をvolume rendering（VR）法とよびます．CTでよく用いられる方法です．

Lesson 13

プレパルスで画像にスパイス

画像に特徴的なコントラストを与えよう

Chart

特徴的なコントラストを与えるために，通常のパルス系列の前にさまざまなパルスや傾斜磁場を加えます（STIR法，FLAIR法，CHESS法など）

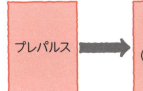

パルス系列
（spin echo法やgradient echo法）

図13-1 ● プレパルス

画像に特徴的なコントラストを与えるために，通常のパルス系列の前にさまざまなパルスや傾斜磁場を加える．

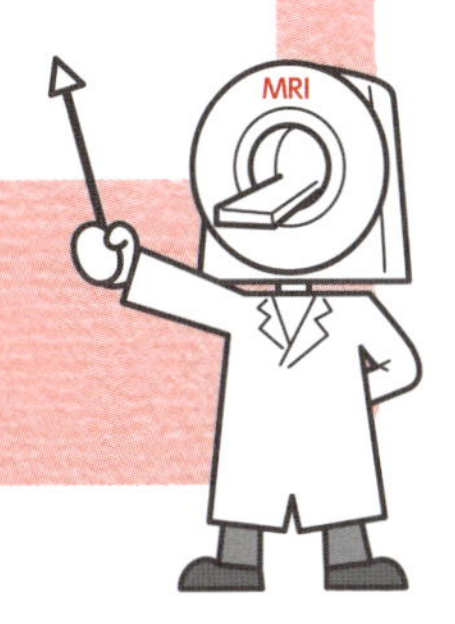

TRやTEを変えることで，画像のコントラストが変化しT1やT2強調画像が得られますが，通常のシークエンスの前にさまざまなパルス（プレパルスという）を加えることで，さらに違ったコントラストや情報が得られます．IRパルス（後述）を使うSTIR法やFLAIR法，脂肪抑制画像が代表的な方法です．また拡散強調画像（参照 Lesson 16）でもプレパルスで水の動きを検出しています．

1 Inversion recovery法で，ユニークなコントラストの画像を得る

通常のT1強調画像やT2強調画像よりももっと強烈にコントラストをつける方法があります．それは**inversion recovery法（IR法）**という方法です．

IR法では通常のパルス系列の頭に180°パルスをプレパルスとして加えます（IRパルス）．この180°パルスによってスピンの縦磁化ベクトルは180°反転し，ゆっくりとT1緩和によって縦磁化ベクトルが回復します．その縦磁化ベクトルの回復の途中で撮像することで，さまざまなコントラストの画像を得ることができます（図13-2）．

180°パルスを加えてからちょうど縦磁化ベクトルが0となるタイミング，つまり各組織のT1値×0.693の時間で撮像するとその組織の信号を消すことが可能です．この180°パルスから通常の撮像開始までの時間を**反転時間（inversion time：TI）**とよびます（図13-3）．

例えば脂肪はT1値が短いため反転時間は100～150 msecぐらいです．このタイミングで撮像すると脂肪の縦磁化ベクトルはゼロですので，**脂肪の信号を消す**ことができます．この方法は**short T1 inversion recovery（STIR）法**とよばれ，**脂肪抑制画像**として用いられます（図13-4）．一方，水はT1値が長いため（1.5テスラで水の

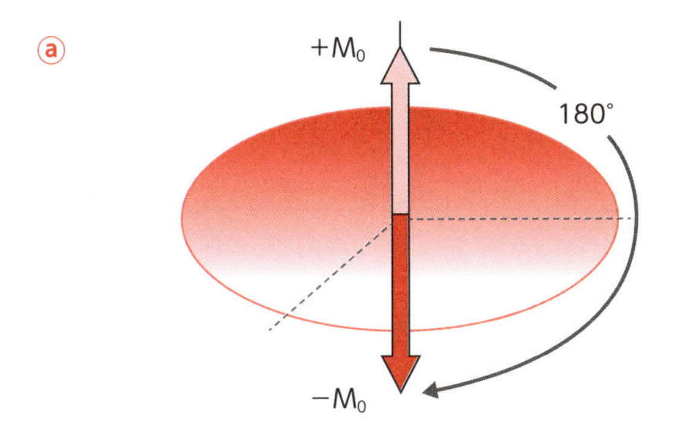

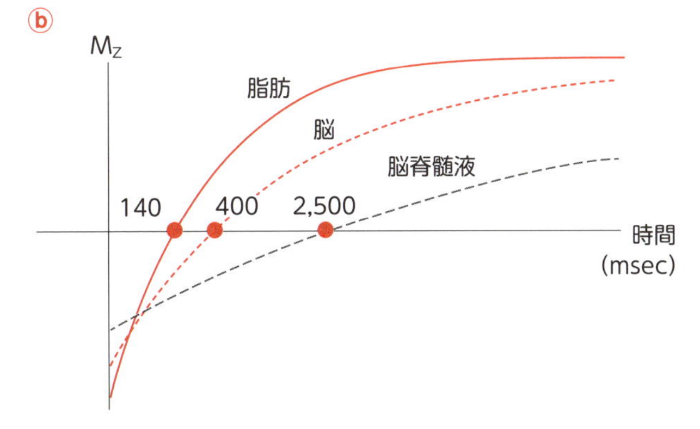

図13-2● 180°パルスと縦磁化ベクトルの回復

あらかじめ180°パルスを加えると縦磁化ベクトルが反転し，そこからゆっくりとT1緩和が起こる（ⓐ）．縦磁化ベクトルは各組織のT1値×0.693の時間で0となる（y軸と交わる）（ⓑ）．ある組織の縦磁化ベクトルが0になるときに撮像するとその組織の信号を消すことができる．

T1値は3,600 msec程度），2,500 msec前後で撮像すると**水の信号が抑制**されます．T2強調画像と組合わせることによって水の高信号のみを消せるため**fluid attenuated inversion recovery（FLAIR）法**とよばれます（**図13-5**）．

IR法はすごく便利な方法なのです．

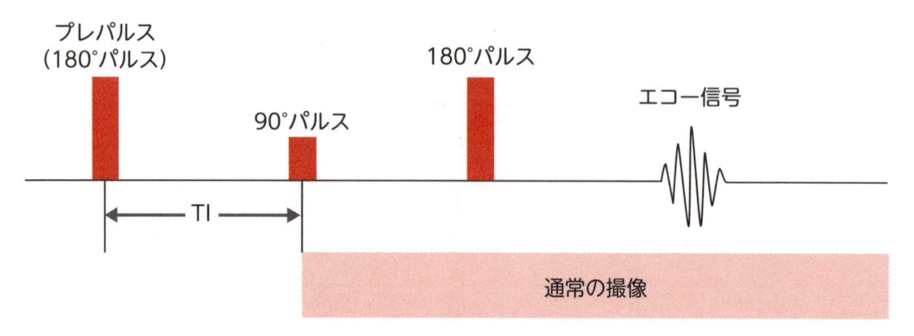

図 13-3 ● IR法のパルス系列図
IR法では90°パルスの前に180°パルスを加えて，縦磁化ベクトルを反転させる．最初の180°パルス（プレパルス）と90°パルスの間隔をinversion time（TI）という．1.5テスラのMRIであれば反転時間はSTIR法では140msec，FLAIR法で2,500msec程度である．

2 脂肪抑制画像には大別すると2つの方法がある

Lesson 1でも述べましたが，生体のプロトンは大部分は水か脂肪の形で存在します．つまり，**MRIの信号に寄与するものは水か脂肪**ということです．実際の画像を見てみるとわかりますが，生体では画像の信号のかなりの部分が脂肪によるものです．特に肥満体の人はすごいのですが…．MRIの画像の中で**脂肪はT1強調画像でもT2強調画像でも高信号**を呈し，結構邪魔になることがあります．またT1強調画像で高信号の代表選手として**脂肪と出血**があげられますが，その鑑別がときどき問題となります．このような理由から**脂肪を打ち消した画像**が診断に役立つことが少なくありません．

この脂肪を抑制する方法には大別すると，脂肪の短いT1値（つまりT1強調画像で高信号）を利用する方法（STIR法）と，脂肪と水の共鳴周波数の差を利用する方法（CHESS法）があります．いずれもプレパルスを用いる方法です．

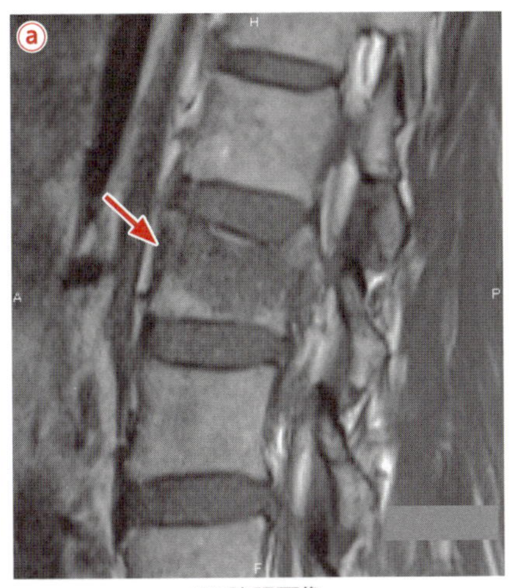

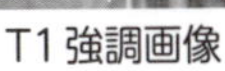

T1強調画像

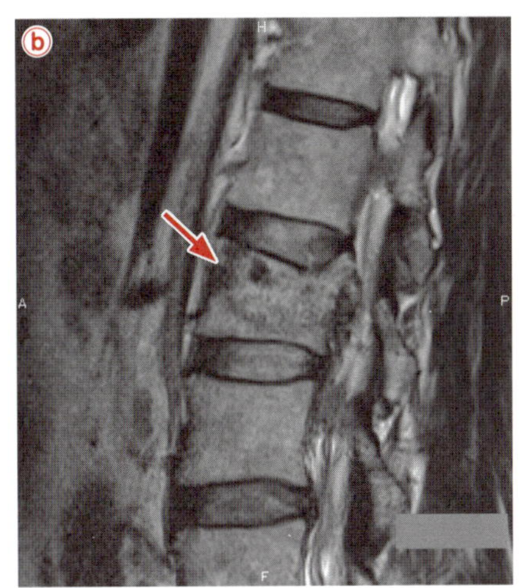

T2強調画像

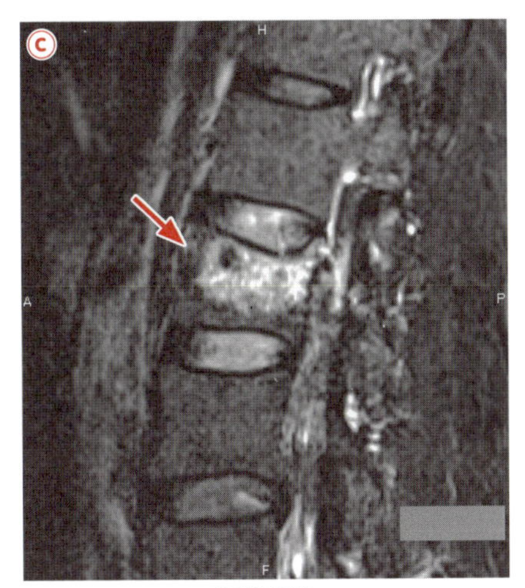

STIR画像

図13-4● 急性期L1圧迫骨折

L1椎体（→）は，T1強調画像では低信号（ⓐ），T2強調画像では等信号である（ⓑ）．STIR画像では周囲椎体に比し，著明な高信号を呈する（ⓒ）．STIR画像はT1コントラストとT2コントラストが相加的に働くために，コントラストがきわめて高い．

❶STIR法

脂肪のT1値が短いことを利用する方法です．この方法は緩和値によって脂肪の信号を抑制しているため，磁場の不均一性の影響を受けにくく，低磁場の装置でも有効です．また脂肪の信号を抑制したうえ

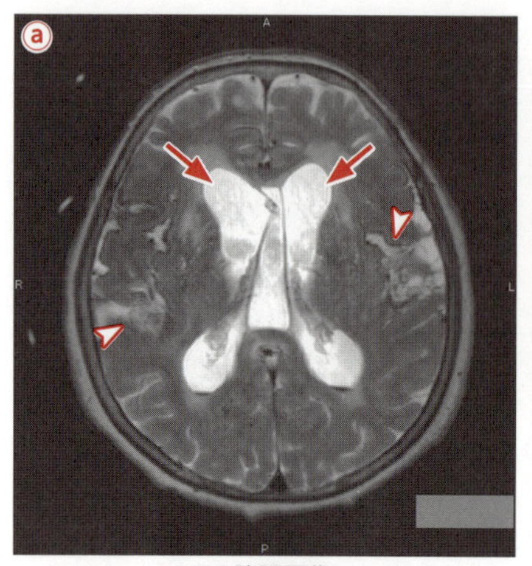

T2強調画像

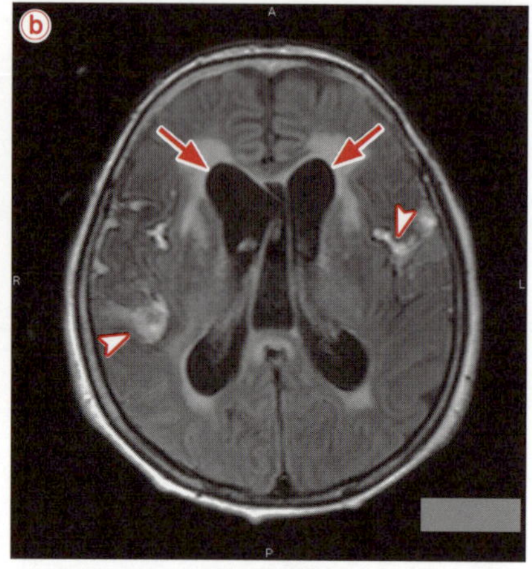

FLAIR画像

図13-5● 右内頸動脈動脈瘤破裂によるくも膜下出血

T2強調画像（ⓐ）では脳室内の髄液は高信号であるが，FLAIR画像（ⓑ）では低信号である（➞）．一方，FLAIR画像（ⓑ）では両側シルビウス裂の血腫が明らかである（▷）．

にT1コントラストとT2コントラストが相加的に働くために，**コントラストがきわめて高い画像**が得られます．そのため，**頭頸部，眼窩，脊椎，四肢などの脂肪抑制法**として有用です．しかし，T1値の短いものはすべて抑制され，出血の信号も抑制されるため，**脂肪と出血の鑑別はできません**．また造影された組織でもT1値が短縮するため，造影後に用いるとわけのわからない画像になってしまいます．

❷CHESS法

脂肪のプロトンは水のプロトンと分子の構造が違うため，共鳴周波数が3.5 ppm（1.5テスラでは224 Hz）違っています．そこで，この脂肪の共鳴周波数にあわせてプレパルスとして脂肪抑制パルスを加えて脂肪の信号をあらかじめ飽和させて脂肪の信号を打ち消すことが可

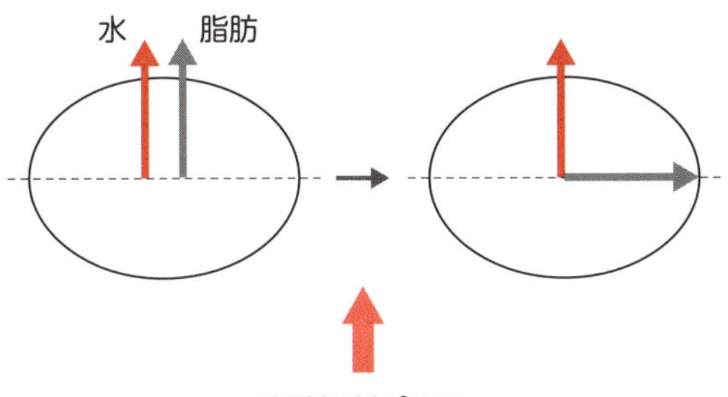

図 13-6 ● 脂肪抑制パルス
脂肪の周波数の90°パルスをあらかじめ加えることで，撮像時に脂肪の縦磁化が0となり，脂肪のプロトンの信号が出ないようにする.

能で（図13-6），この原理を利用したのがchemical shift selective（CHESS）法です．この方法では水のプロトンと脂肪のプロトンの共鳴周波数の差を利用していますので，その差が大きくなるような高磁場の機械が必要です．さらに磁場が不均一であると脂肪抑制がうまくかからないこともありますので，磁場均一度の高いレベルのMRIが必要となってきます．

STIR法ではT1強調画像で高信号なものはすべて抑制されてしまいますが，CHESS法では脂肪のみ選択的に消去可能ですので，**脂肪と出血の鑑別が可能です**（図13-7）．またSTIR法と異なりT1緩和を利用していないので，脂肪と造影された組織が識別できます．そのため造影剤と併用しても有効です（図13-8）．最近ではSTIR法とCHESS法を組合わせて，より完璧に脂肪を抑制しようとする方法も使われています．

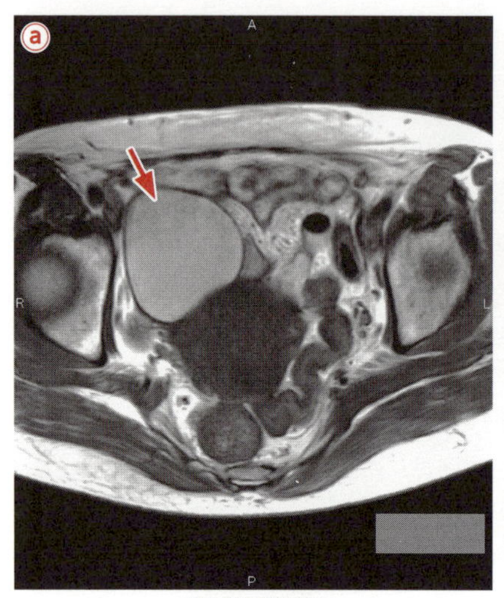

T1 強調画像

脂肪抑制 T1 強調画像

図 13-7● チョコレート嚢胞

T1 強調画像（ⓐ）で右の附属器に高信号を認め（➡），出血か脂肪かの鑑別が必要である．脂肪抑制 T1 強調画像（ⓑ）で信号が抑制されないので，出血性の病変であることが明らかである．

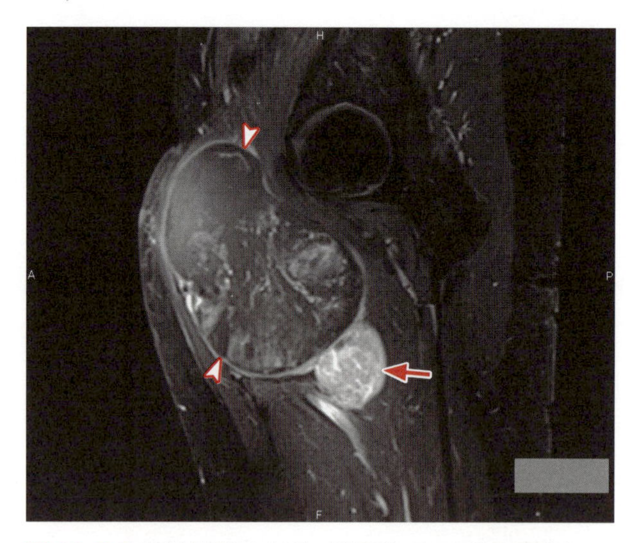

図 13-8● 粘液性脂肪肉腫（造影後の T1 強調画像）

造影後の画像に CHESS 法を併用することで，造影部の高信号（➡）と脂肪の高信号（▷）を分離可能である．

通常のパルス系列

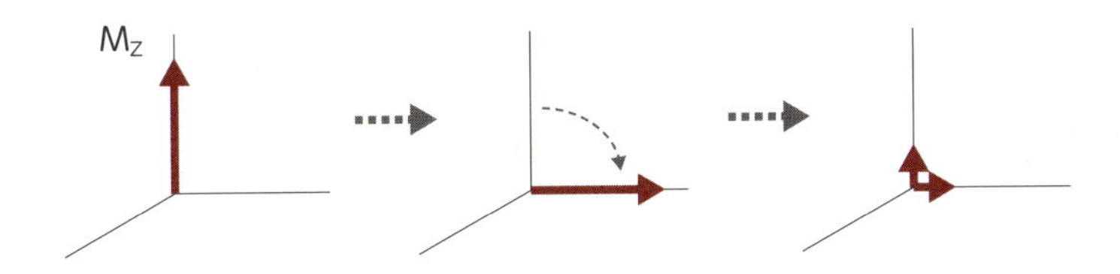

図13-9 ● 飽和パルス
ある領域の信号を消したい場合，その断面に対してプレパルスとして90°パルスを加える．通常のパルス系列の撮像時には横磁化ベクトルはほとんど消失しているが，縦磁化ベクトルの回復はほとんどないので，その断面の撮像を行ってもほとんど信号は出てこない．

3 飽和パルスによって邪魔な信号を消す

画像の中のアーチファクトの原因となる信号や，スライス面内に流入する余分な血流信号をプレパルスで消すことができます．これは，パルス系列のちょっと前に（spin echo法では90°パルスのちょっと前）にあらかじめ90°パルスを加えることで行います．このパルスによって縦磁化ベクトルが90°倒れてしまい，その後に通常のRFパルスを加えても縦磁化ベクトルの回復はわずかですので，ほとんど信号は出てきません（実際には横磁化ベクトルはさらに傾斜磁場をかけて消してしまいます）（図13-9）．このパルスを **飽和パルス**とよびます．飽和パルスの実際の応用についてはMR angiographyやアーチファクトのところを参照してください（参照 Lesson 14-2，Lesson 17）．

また，同じように短い間隔でRFパルスをくり返すと縦磁化ベクトルが回復できずに信号が出てこなくなります．MR angiographyではこのようにして血管以外の静止組織の信号を消しています．

Lesson 14

MR angiography
造影剤なしで血流を描出できる

Chart

MR angiographyはgradient echo法で血管が白く見える現象（TOF効果）を利用しています

ⓐ Spin echo法

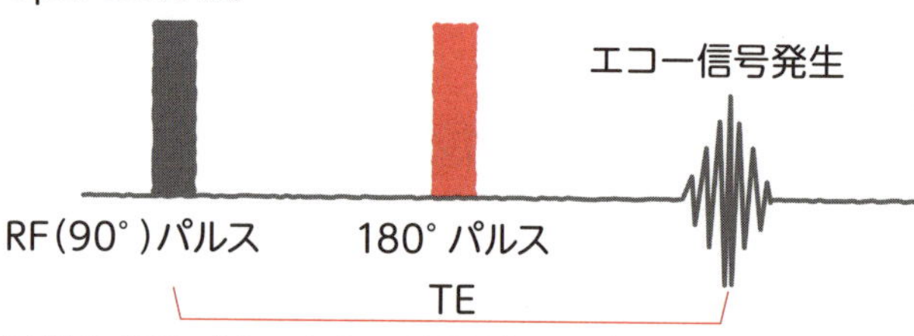

最初の90°パルスからの時間が長い（数10 msec）

ⓑ Gradient echo法

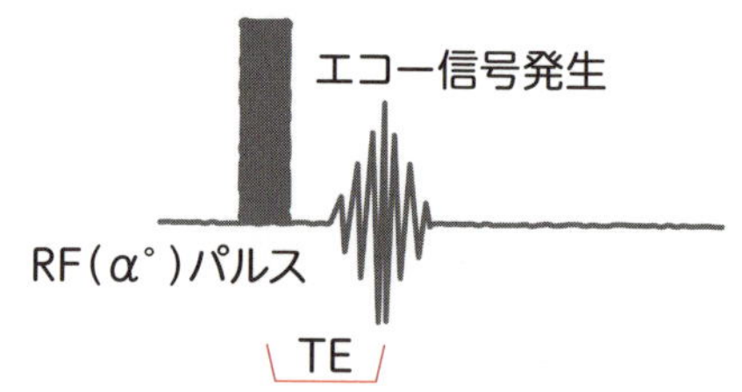

α°パルスからエコー信号発生までの時間が短い（数msec）

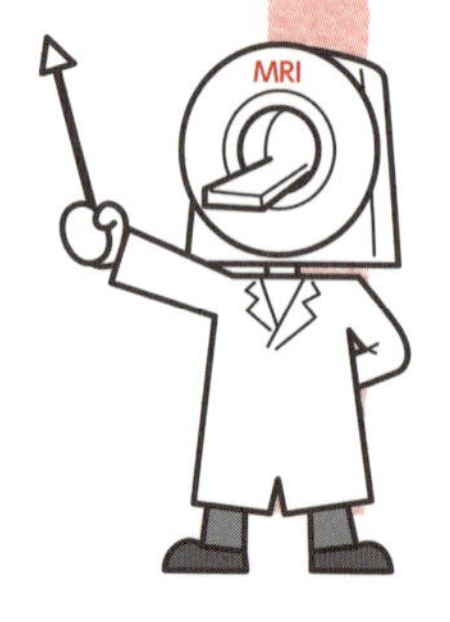

ⓒ TOF 効果を用いた血流の描出

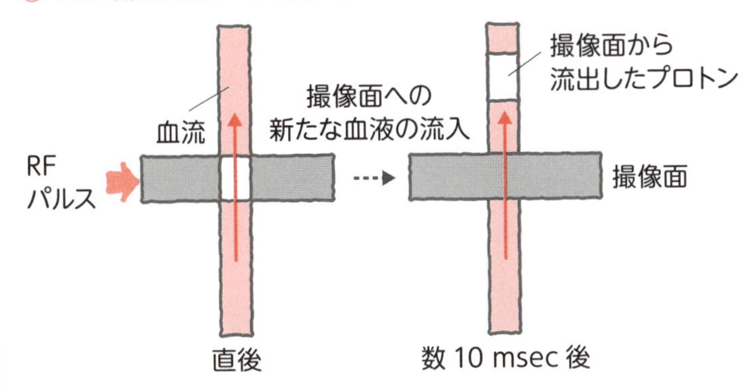

Spin echo 法は数 10 msec 後に撮像するため，撮像面内の血流は無信号となるが，gradient echo 法では直後に撮像するため血流は新たな血液により高信号となる

図 14-1 ● MR angiography の原理

血流があると spin echo 法（ⓐ）ではRFパルスを受けたスピンは信号収集の時は撮像範囲から出ていってしまい，無信号となるが，gradient echo 法ではRFパルス後に直ちに撮像するため（ⓑ），このような現象は見られない．逆に撮像面へ生きのいい（飽和していない）血液が流入するため（ⓒ），血液は周囲の静止組織（RFパルスを短い間隔で繰り返しうけて，縦方向の磁化ベクトルが回復できず，飽和してしまい，信号が弱まっている）よりも強い信号を出し，血流を描出できる．

MRIの大きな利点の一つとして造影剤などを使わずに血管像が得られることがあげられます．これはMRIの撮像法の1つであるgradient echo法では血管が高信号となり白く見えることを利用しています[脚注1]．

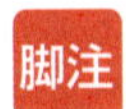

脚注 1：MR angiography にはほかに血流が傾斜磁場内を移動すると位相のずれが生じることを利用して血流を描出する“phase contrast 法”もある．

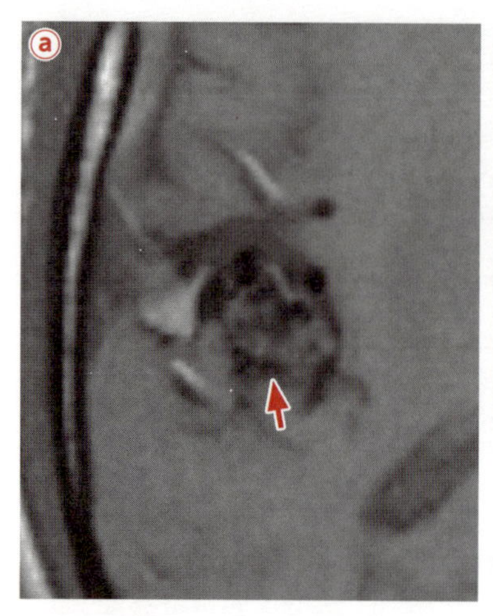
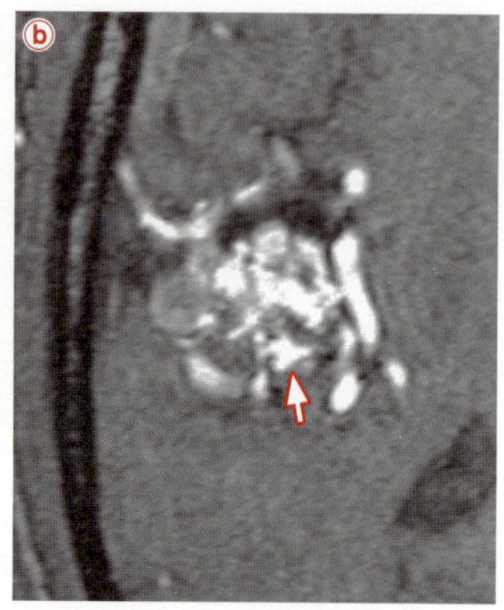

図14-2●Spin echo法とgradient echo法における血流信号の見え方
脳の動静脈奇形（ⓐspin echo法，ⓑgradient echo法）．Spin echo法では速い血流は無信号（flow void）となるが（➞），gradient echo法では血流はinflow効果によって高信号となる（⇨）．

1 Gradient echo法では血管が白く見える

通常のspin echo法では一定速度以上の血流は無信号となり，この無信号は**flow void**とよばれます（**図14-2ⓐ**）脚注2．これは90°パルスを受けたスピンの信号収集は数10msec後（TE時間後）であるため（**図14-1ⓐ**），スピンが血流にのって撮像範囲から出て行ってしまうためです（**図14-1ⓒの右図**）．

一方，gradient echo法は撮像が高速であり，信号発生まで数msecと非常に短いため（**図14-1ⓑ**），このような現象は見られません．逆に撮像面へ生きのいい血液が流入するため静止組織（RFパルスを短い間隔でくり返しうけて，縦方向の磁化ベクトルが回復できなくなり，

脚注 2：spin echo法でも血流が遅い場合はTOF効果が優位に働き，血流が高信号となることがある．

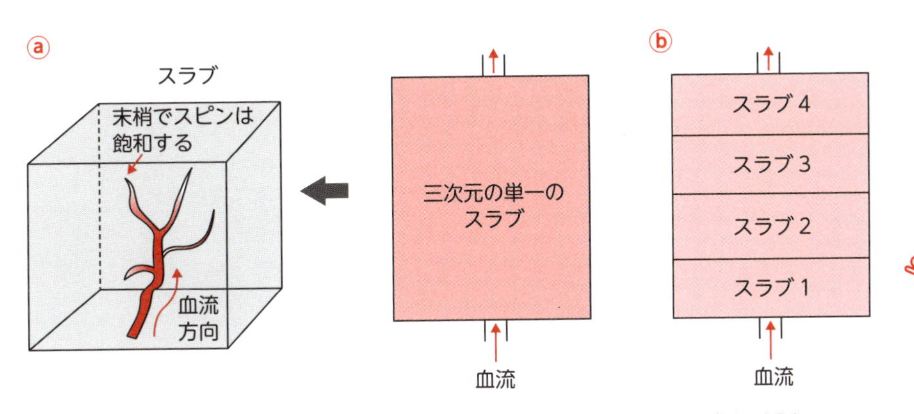

図 14-3 ● 厚いスラブによるスピンの飽和（ⓐ）とマルチスラブ法（ⓑ）
スラブ厚が厚いとRFパルスを多く受け，末梢でスピンは飽和し，血流の信号がだんだん低下する（ⓐ）．そのため，スラブを4つに分けて撮像し，1つの画像として合成する（ⓑ）．

信号が弱まってしまいます．この現象を**飽和**と呼びます）よりも強い信号を出してきます（**図14-1 ⓒの左図**）脚注3．この現象を**TOF効果**（time-of-flight効果）とか**flow-related enhancement**とよびます．この現象を上手に使って血流（血管）を描出する方法がMR angiographyです（特にTOF法と呼びます）．

2 頭部MR angiographyでは三次元のgradient echo法を使う

頭部や頸部のMR angiographyは臨床でよく行われるテクニックです．三次元撮像ですので，撮像時間はやや長いのですが，頭部や頸部など動きの少ない部位ではあまり問題ありません．また頭部には比較的細かな血管も多いのですが，三次元撮像では薄いスライスを用いており分解能も高いので，この点でも好都合です．高い信号やinflow効

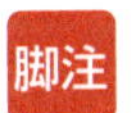
脚注 3：組織に短いTR間隔でRFパルスを照射すると縦磁化が回復できずに飽和してしまい，信号が低下する（参照 Lesson 13-3）．

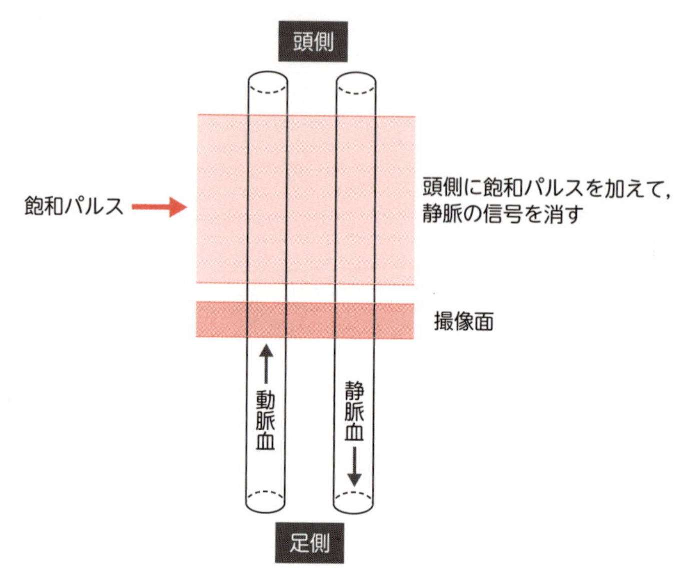

図 14-4 ● 動静脈の分離
頭部のMR angiographyではスラブ内に足側からの動脈血と頭側からの静脈血が流入するが，頭側に飽和パルスを加えて静脈血の信号を消している.

果を保ちながら，撮像時間を短くするため一般に短いTR（TR＜＜T1）による gradient echo法を用います（参照 Lesson 10）.

三次元撮像法では撮像ボリューム（スラブとよびます）が厚いため，スピンの飽和効果が起こり，撮像スラブ内での血流遠位部の血流の信号が低下してしまいます．つまり，流入したばかりの血液は高信号を示しますが，進行方向に向かって徐々に信号低下が見られてしまいます．そのため，ある程度広い範囲をカバーするためには三次元のスラブをいくつか組合わせる**マルチスラブ法**を行います（図 14-3）．スラブ内には足側からの動脈血以外に頭側からの静脈血も流入しますが，頭側に飽和パルス（参照 Lesson 13-3）をかけて，頭側から流入する血液からの信号を消しています（図 14-4）.

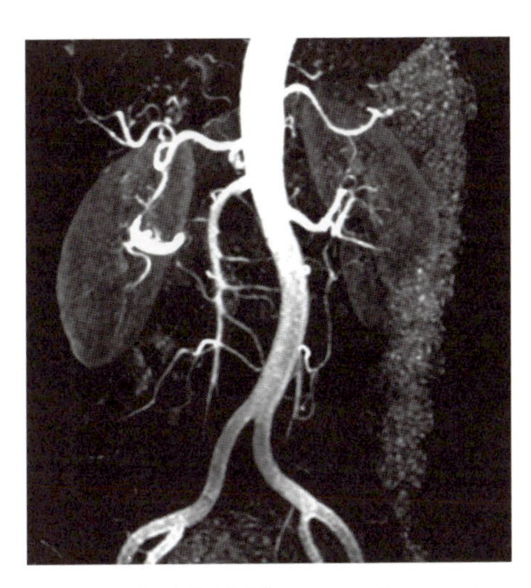

図14-5 ● 腹部造影MR angiography

右腎動脈塞栓術後の造影MR angiography. 腹部や下肢のMR angiographyは撮像範囲が広いため，冠状断で撮像する．TOF効果がほとんど働かないため，造影剤を併用する．

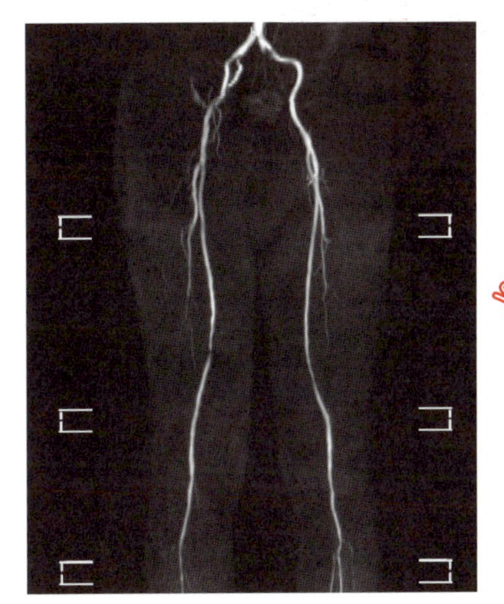

図14-6 ● 非造影MR angiography

造影剤を用いなくとも動脈のみを描出可能である．

3 体幹部や四肢のMR angiographyでは造影剤を使うこともある

頭部のMR angiographyでは通常は三次元のTOF法を用いています．撮像時間が比較的長く，5～10分ほどかかります．頭部ではよいのですが，体幹部ではこんな長い時間とても息は止められません．そこで，数10秒以内に撮像が終了するように体幹部や四肢では，水平断ではなく冠状断で撮像します（図14-5）．このように広い範囲を撮像するとTOF効果はあまり見られませんので，血管を白くするためにダイナミックMRIのように造影剤を併用します．

最近ではT2強調画像で血管内の水が白くなることを利用した非造影の方法も用いられています（図14-6）．

Lesson 15

MRIの造影剤は磁性体です

Chart

MRIのGd造影剤は常磁性体物質で，近傍のプロトンの緩和を促進します（自分では光らない）

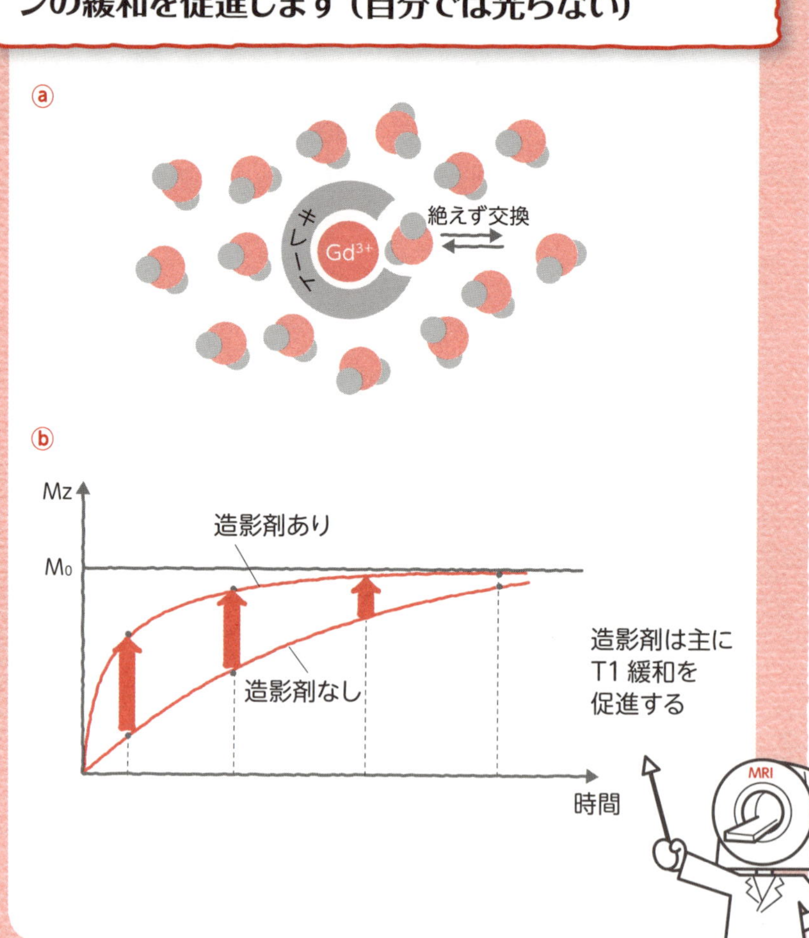

図 15-1 ● Gd 造影剤による T1 緩和
ⓐ Gd 造影剤は猛毒である Gd イオン（Gd^{3+}）をキレート化している．T1 緩和効果は水との相互作用によって生じるが，緩和効果を発揮するためには水分子は Gd^{3+} に十分近接（5Å 以内）する必要がある．
ⓑ Gd 造影剤はプロトンの主に T1 緩和を促進して信号強度を増強する（白っぽく見える）（参照 図 6-1）．

MRI はコントラストが良好で，造影しなくてすむことも多いのですが，腫瘍性病変の診断のために血流情報が必要な場合や，充実部があるかどうかを評価する場合に造影剤を用います．MRI の造影剤自体は CT と違って自分で光るわけではありません．**周囲のプロトンの緩和を促進**して高信号となります．

1 Gd 造影剤はプロトンの緩和を促進する：Gd^{3+} は自分では光らない

MRI の造影剤と X 線検査で用いられる造影剤には，その造影機序に大きな違いがあります．X 線撮影で使用している造影剤はそれ自身が X 線の吸収値が高く，白っぽく見えます．一方 MRI では，基本的にプロトンを見ており，造影剤自身が見えているわけではありません．**造影剤が周囲のプロトンの緩和を促進して，間接的に信号を上昇させたり低下させたり**しているのです（図 15-1 ⓑ）．

MRI で最もよく使われている造影剤は **Gd 造影剤**です．Gd^{3+} 自体は猛毒であるのでキレート化して Gd^{3+} を取り囲み（図 15-1 ⓐ），Gd^{3+} が遊離しないようにしたものが投与されます．

造影剤として現在市販されているものを**表 15-1** に示します．中枢神経系疾患をはじめ，全身の臓器で臨床応用されています．最初に発売された Gd-DTPA はイオン性で直鎖型構造ですが（**表 15-2**），Gd-DTPA-BMA は非イオン性で直鎖型構造をもっており，Gd-HP-DO3A

表15-1 ● 日本で使用されているMRI用Gd造影剤

分類	一般名	商品名 略号	キレート構造	イオン性 or 非イオン性
細胞外液性	ガドペンテト酸ジメグルミン	マグネビスト® Gd–DTPA	直鎖	イオン
	ガドジアミド	オムニスキャン® Gd–DTPA-BMA	直鎖	非イオン
	ガドテリドール	プロハンス® Gd-HP-DO3A	マクロ環	非イオン
	ガドテル酸メグルミン	マグネスコープ® Gd-DOTA	マクロ環	イオン
	ガドブトロール	ガドビスト® Gd-BT-DO3A	マクロ環	非イオン
細胞性（肝特異性）	ガドキセト酸ナトリウム	EOB・プリモビスト® Gd-EOB-DTPA	直鎖	イオン

やGd–DO3A-butriolなどは非イオン性でマクロ環構造のキレート剤です．通常投与量は**体重1 kgあたり0.1 mmol，すなわち0.2 mL（0.5 mmol/mL）**です．

2 常磁性体は原子の中の不対電子によって強力な磁性を発揮する

Fe^{2+}やGd^{3+}などは原子の中に不対電子をもつため磁石になるポテンシャルを有し，**常磁性体**とよばれます（参照 Lesson 7-4）．特にGd^{3+}は不対電子を7個ももっており種々の常磁性イオンの中で最も強いT1短縮効果を示します．

常磁性体は静磁場の中で局所の磁場を著しく増強して，緩和時間を短縮します．常磁性体による作用には①不対電子とプロトンとの間の

表15-2 日本で使用されている細胞外液性Gd造影剤

	イオン性	非イオン性
直鎖型	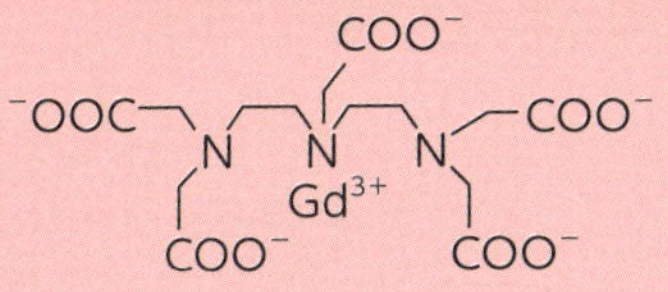 マグネビスト® Gd-DTPA	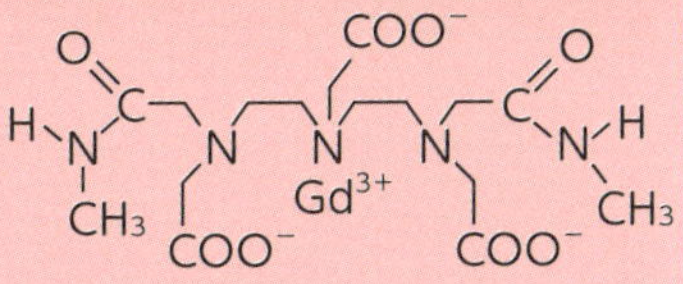 オムニスキャン® Gd-DTPA-BMA
マクロ環型	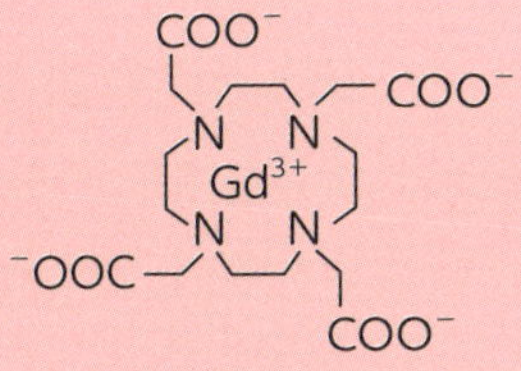 マグネスコープ® Gd-DOTA	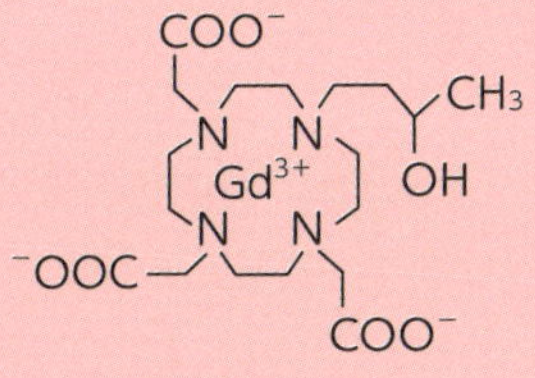 プロハンス® Gd-HP-DO3A 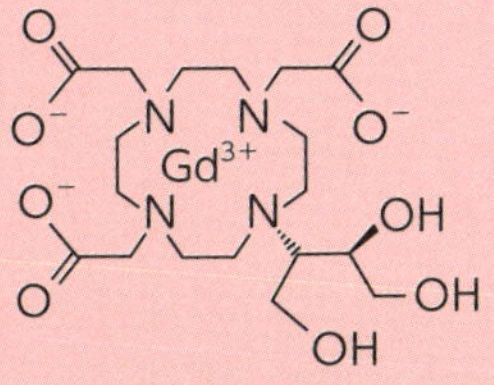 ガドビスト® Gd-BT-DO3A

Gd造影剤はGd^{3+}がキレート化されているが，直鎖状の構造をとるもの（直鎖型）と環状構造をとる（マクロ環型）ものがある．また側鎖によってイオン性となるものと非イオン性になるものがある．一般に直鎖型よりマクロ環型の方がGd^{3+}の遊離は少ない．

双極子相互作用（proton-electron dipole-dipole relaxation enhancement）によって**プロトンの緩和を促進**する作用と②**磁化率効果**（参照 Lesson 7-4，Lesson 17-3）があります．①はT1緩和時間，T2緩和時間ともに短縮し，②はT2*緩和時間のみを短縮します．①の効果が起こるには不対電子とプロトンが十分近接している必要があります（不対電子とプロトンの距離が5Å以内）.

3 造影剤は濃過ぎると逆に信号が低下する

常磁性体によるプロトンの緩和の促進のパワーは緩和能Rであらわされ，T1緩和，T2緩和についてそれぞれ以下の式で定義されます．

$$1/T_1 = 1/T1_0 + R_1\ [C]$$
$$1/T_2 = 1/T2_0 + R_2\ [C]$$

R_1：T1緩和率 用語解説，R_2：T2緩和率，[C]：造影剤の濃度

すべての造影剤にはT1，T2緩和の両方を促進する性質があります．実際にはすべてのMRIの造影剤は**低濃度の場合はT1緩和時間の短縮効**

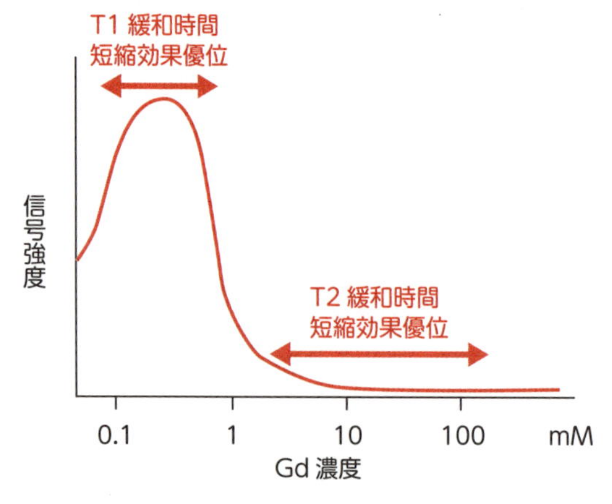

図15-2● Gd濃度と信号強度

低濃度の場合はT1緩和時間短縮効果が優位で陽性造影剤となり、濃度が高くなるとT2緩和時間短縮効果が優位となり陰性造影剤となる.

用語解説 **緩和率**…緩和率はそれぞれの造影剤固有の値である．一般にGd造影剤のR_1，R_2はそれぞれ4，5程度である．組織のT1，T2は脳であればそれぞれ800，80 msecなので，Gdの濃度を0.1 mmol/Lとすると造影後はT1は606 msec，T2は77 msecとなり，T1に対する影響の方がずっと大きい．そのためMRIの造影剤は通常T1強調画像で用いられる．

果が優位で白っぽくなり（陽性造影剤），濃度が高くなるとT2緩和時間の短縮効果が優位となり黒っぽくなります（陰性造影剤）（図15-2）．Gd造影剤は通常の組織濃度ではT1緩和時間の短縮効果が優勢です．

4 MRIでもCTのように造影ダイナミック撮影が可能である

MRIの造影剤の分布はCTのヨードの造影剤同様，**細胞外液に分布**するため，**ヨードと同様の造影パターン**を示します．

中枢神経系以外の領域は血液脳関門を有さないため，通常の造影法では造影剤が非特異的に細胞外液に拡散します．そのため，MRIでもX線やCTと同様，造影ダイナミック撮影（ダイナミックMRI 用語解説）が可能です（図15-3）．最近は高速撮像法の画質と時間分解能が向上し臨床的に十分な画質が得られるようになってきました．

5 超常磁性酸化鉄：T2強調画像で使う造影剤

酸化鉄粒子はプロトンのT2あるいはT2*緩和時間の短縮効果をもたらす**陰性造影剤**です．この薬剤は結晶をつくり，局所磁場を大きく撹乱しT2およびT2*緩和を短縮し，信号を低下させる性質をもち，**超常磁性酸化鉄製剤**（super-paramagnetic iron oxide：SPIO）とよばれます 用語解説．

SPIOは粒子の大きさにより取り込まれる部位が異なり，100 nm程度のサイズのものは肝臓のクッパー細胞に取り込まれ，非腫瘍性肝組織の信号を低下させます（図15-4）．鉄の存在に敏感なT2*強調画像

用語解説

ダイナミックMRI…腫瘍性病変の血行動態を評価するために，造影剤投与後に短時間撮像をくり返す方法．肝腫瘍や乳癌の診断に用いる．

超常磁性（super-paramagnetism）…強磁性体をナノサイズの微粒子にすると，強磁性体の性質を失い，常磁性体に似るようになり，残留磁化も示さない．磁気モーメントは常磁性体の100～100,000倍もの大きな値を示す．

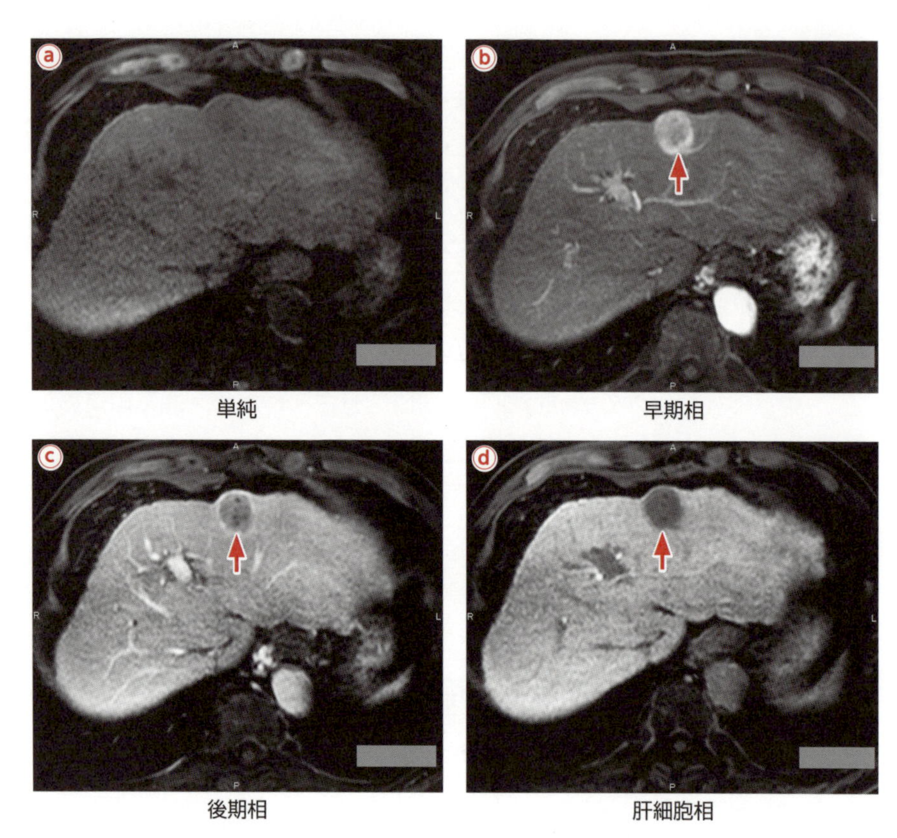

図15-3● Gd造影剤によるダイナミックMRI（肝細胞癌例）

肝S3肝表に突出する腫瘤を認める（ⓐ）．造影剤急速静注後では早期相（ⓑ）で濃染し（➜），後期相（ⓒ）で洗い出しを認め（➜），肝細胞相（ⓓ）は造影剤の取り込みなし（➜）．

などで有用です．ただし，最近では肝臓に特異的に取り込まれるGd造影剤であるGd-EOB-DTPA（プリモビスト®）が発売され，画質のよいT1強調画像が撮像可能なため，使用される機会は減っています．しかし，腎機能低下患者にも比較的安全といわれているため，一部の患者には使われています．

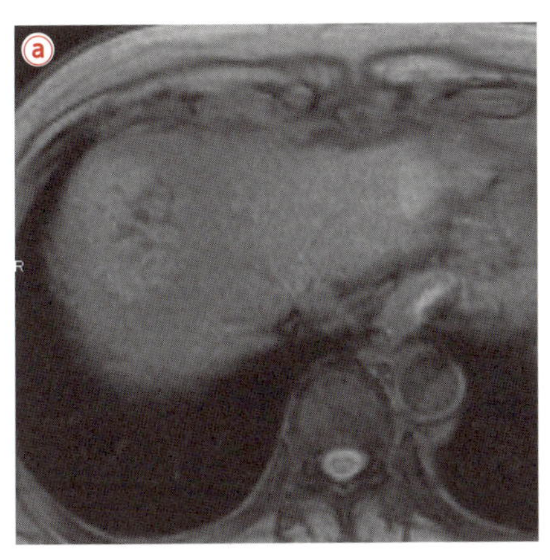

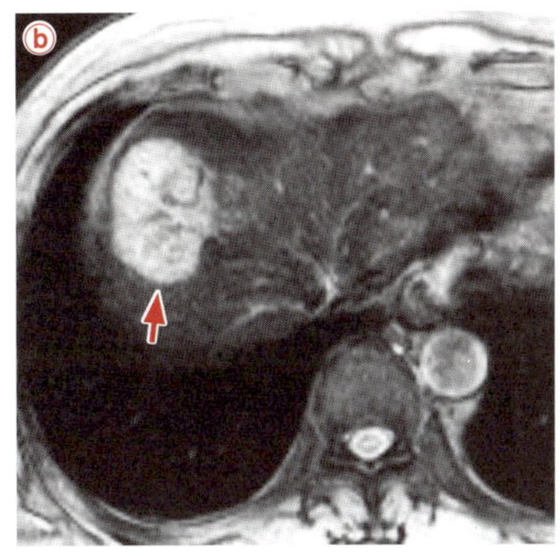

図 15-4 ● SPIO による肝臓の造影（肝細胞癌例）
ⓐ造影前 T2*強調画像，ⓑSPIO 投与後 T2*強調画像．SPIO 投与によって肝実質の信号が低下し，腫瘍が明瞭に描出されている（➡）．

6 MRIの造影剤の安全性

従来MRIの造影剤は安全と考えられていましたが，実際には一定の頻度で，造影剤アレルギーによるショックも起こっています．また最近では合併症として **nephrogenic systemic fibrosis（NSF：腎性全身性線維症）** とよばれる，皮膚の腫脹や硬化，疼痛などを比較的急性に発症し，進行すると四肢関節の拘縮を生ずる疾患の発症の危険性が注目されています．特に腎不全患者，なかでも透析患者において，高頻度に起こります．現時点で確立された治療法はなく，その死亡率は20～30％に達するといわれています．原因としては，Gd造影剤は体内に長時間残留し，キレートから遊離した毒性の強い金属Gdが皮膚などに沈着，これが線維化をもたらすという説が，最も有力です．特に Gd^{3+} を遊離しやすい直鎖型で多く発症しています．また，ごく最近では，直鎖型の造影剤は脳（小脳歯状核や淡蒼球など）に Gd^{3+} が沈着し，T1 強調画像で高信号を呈することもわかっています．

Lesson 16 拡散強調画像

Chart

拡散強調画像は動きの悪いプロトンを拡散検出磁場によってあぶり出すT2強調画像です

ⓐ

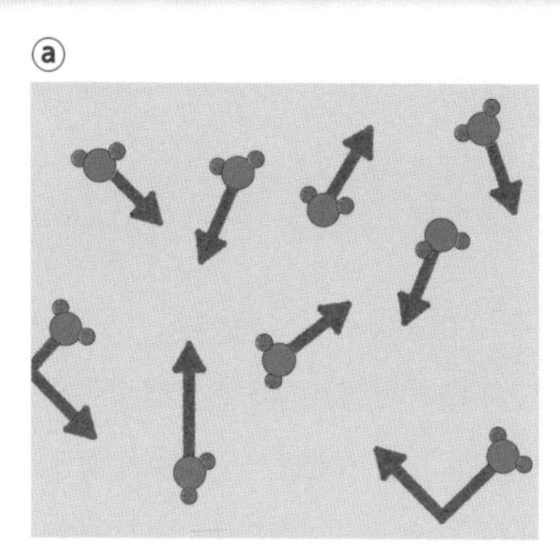

ⓑ

平常状態では水のプロトンはランダムに動いている（ブラウン運動）
↓
拡散が大きい
↓
低信号

脳梗塞や腫瘍では細胞が腫大し，プロトンの動きは制限されている
↓
拡散が小さい
↓
高信号

図16-1 ● 組織におけるプロトンの拡散

自由水中のプロトンはランダムに動いているが，梗塞や腫瘍ではプロトンの運動は制限される．拡散強調画像では拡散が大きい組織は低信号，小さな組織は高信号となる．

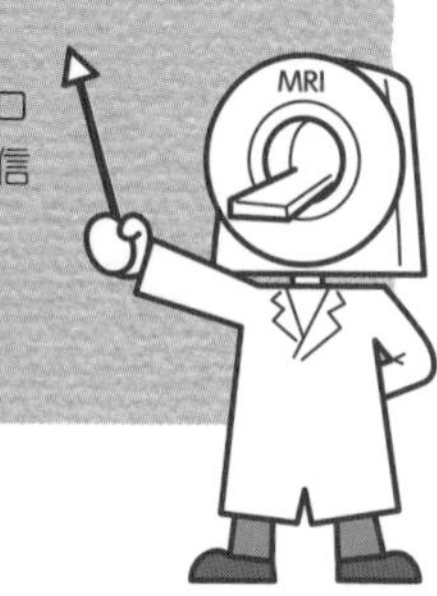

通常のMRIでは血流や髄液などの流体以外はすべて静止しているものとして話は進められています．ところが，実際の生体のミクロレベルでは分子は熱エネルギーによって絶え間なくランダムに動き回っており，**拡散**しています（ブラウン運動といいます）（図16-1）．このランダムな動きは液体の粘稠度，温度，周囲の環境などさまざまな要因によって変化します．拡散強調画像はこの**拡散の程度を画像化**する方法です．**拡散は温度が高いほど，また液体の粘性が低い―つまりさらさらしているほど大きく，拡散強調画像では低信号**となります．一方，**脳梗塞や腫瘍では水の運動が制限されており，拡散強調画像では高信号となります**．

1 拡散強調画像では動きの悪いプロトンが光る

拡散強調画像は通常は水が高信号になるT2強調画像，特に超高速に撮像する**エコープラナー法**（echo planar imaging：EPI法，参照 Lesson 11-6）などが用いられます．図16-2でⓑは拡散検出磁場（後述）をかける前，ⓒはかけた後の画像です．拡散強調画像では水の信号などが低下していますが，**梗塞などの病的組織では信号の低下が少なく，相対的に白っぽく見えます**．よく，拡散強調画像で梗塞や腫瘍が“光る”と言いますが，決して勝手に光っているわけではありません．周りの水っぽい組織の信号が下がって相対的に白っぽく見えているだけです．

2 拡散強調画像では拡散検出磁場を使用して，拡散の大きさを測定する

拡散強調MRIでは拡散の程度を検出するために一対の**逆向きの傾斜磁場（拡散検出磁場：motion probing gradient，MPG**という）をプレパルスとして通常のパルス系列と組合わせて加えます（図16-2

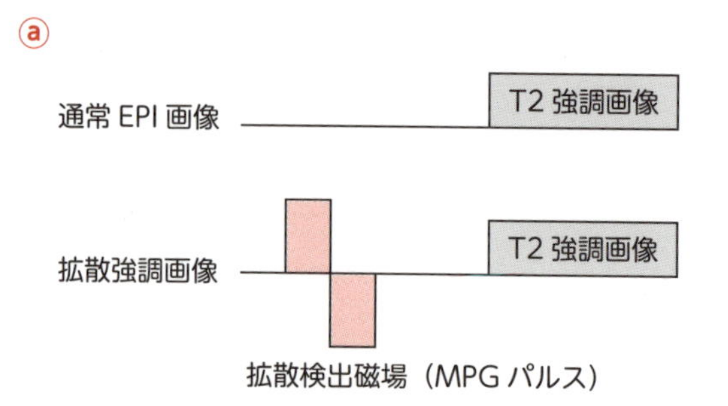

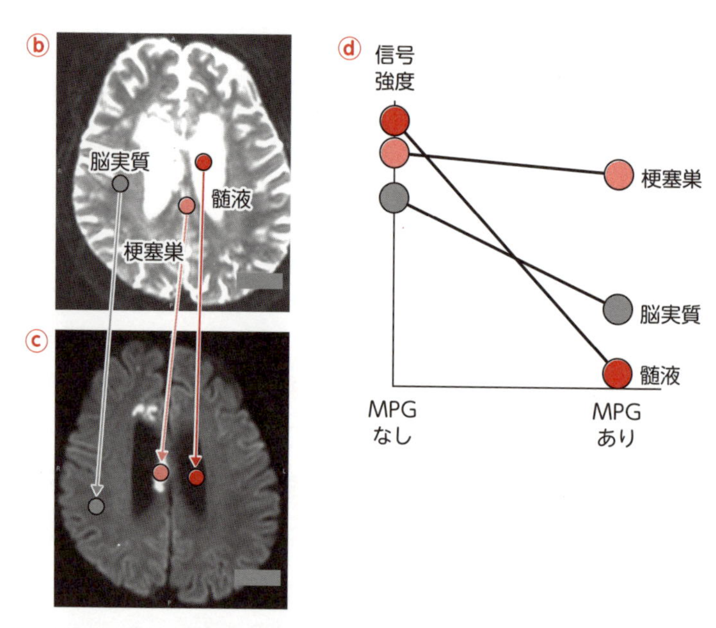

図 16-2 ● MPGパルス前後での信号変化

ⓐ拡散強調画像ではプレパルスとして，上下正反対のペアーの磁場（拡散強調磁場）を加える．ⓑEPIによるT2強調画像：梗塞ははっきりしない．ⓒMPG＋EPIによるT2強調画像：MPGを加えると，髄液などの分子の運動性の高いものは信号が著しく低下する．正常脳組織は信号が若干低下する．一方，脳梗塞部はほとんど低下しない．つまり，周囲組織よりも信号が低下しないため，相対的に高信号となる．
ⓓで拡散制限が小さなもの（髄液）は信号の低下が大きく，拡散制限の大きなもの（梗塞巣）は信号の低下が少なく，相対的に光って見える．
直線の傾きが拡散の程度を表し，拡散の程度が大きなものは傾きも大きい．

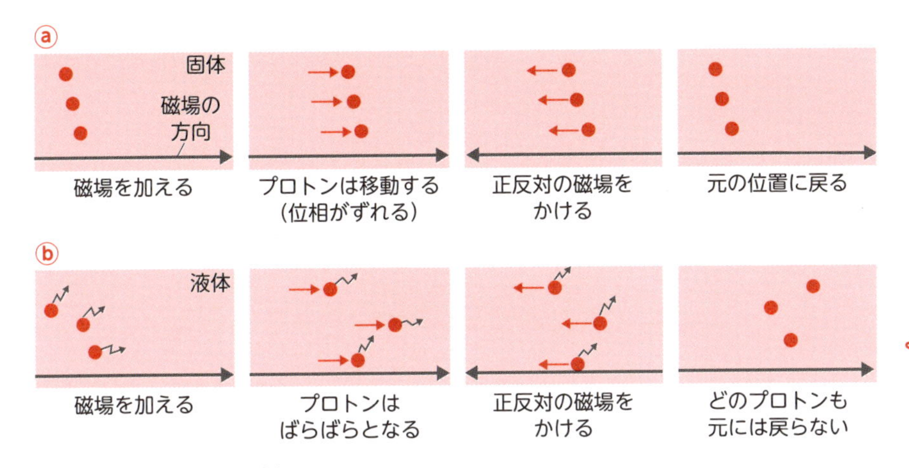

図16-3●MPGの役割

液体ではプロトンは絶え間なくゆらゆらしている．
ⓐ固体の場合：傾斜磁場をかけるとプロトンは一定量移動する（実際は回転が進む）．そこで，正反対の磁場をかけると固体中のプロトンは元の位置に完全に戻ってくる．その後撮像しても，傾斜磁場の影響は全くない．
ⓑ液体の場合：固体と同様に磁場をかけても，液体のプロトンはランダムに移動しているので，元の位置に戻ってくるプロトンはない．つまり，そこで信号収集を行っても，信号は出ない．このように拡散強調画像においては動きの悪い（梗塞の組織や腫瘍など）プロトンからは信号が出てくるが，動きのよいプロトンほど（髄液などの水や正常の組織）信号は低下する．

ⓐ）．このように一定の方向の磁場を一定の時間かけるとスピンの位相はずれていきます（参照 Lesson 9-5）．

次に逆方向に同じ大きさの磁場を同じ時間だけかけると，移動したスピン脚注はまた元の位置にもどります（図16-3ⓐ）．つまり，この2つの磁場によって静止している物体（固体と言ってもいいでしょう）では，プロトンは完全に元の状態に戻るため，何の影響もありません．ところが水のようにプロトンが絶え間なくゆらゆらしている場合はどうでしょう（図16-3ⓑ）．スピンは1度目と2度目の磁場のあいだに

脚注 図16-3では磁場によってプロトンは横に移動するように書いてあるが，実際には回転が進む（位相がずれる）．

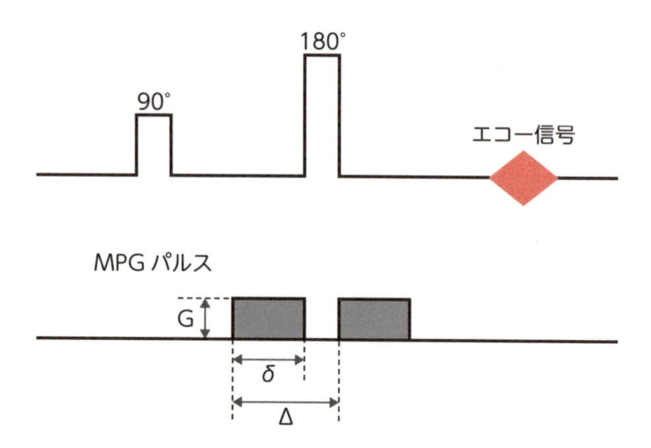

図 16-4 ● 実際の拡散強調画像のパルス系列

実際の拡散強調画像のパルス系列においては180°パルスの前後でMPGパルスを加える．これは正反対の磁場をかけることと同じことである．MPGパルスの大きさ（b-factor）は傾斜磁場の強さ（G），印加時間（δ），その間隔（Δ）に依存する．

違った場所に移動しているため，違った強さの傾斜磁場を感じてしまい，完全に元には戻れません．つまり分子の運動が大きいほど大きく位相がずれてしまい信号が低下してしまいます（incoherent）．つまり**信号が出てこずに，黒っぽくなります**．

実際のパルス系列においては拡散検出磁場（MPG）パルスは90°と180°の間に加えます．180°パルスの前後ということは全く逆方向と同じことなのです（**図 16-4**）．MPGパルスの大きさは**b-factor**とよばれ，次の式で求められます．

> $b = y^2 G^2 \delta^2 (\Delta - \delta/3)$
>
> 単位：s/mm^2，y：磁気回転比（MHz），G：MPGの大きさ（mT/m），
> δ：MPGの印加時間（msec），Δ：一対のMPG間隔（msec）

通常は800～1,000程度のb-factorが用いられます．b-factorが強いと純粋に拡散の程度に依存した画像が得られますが，画像全体の信号が低下してしまい，画質は劣化します（**図 16-5**）．

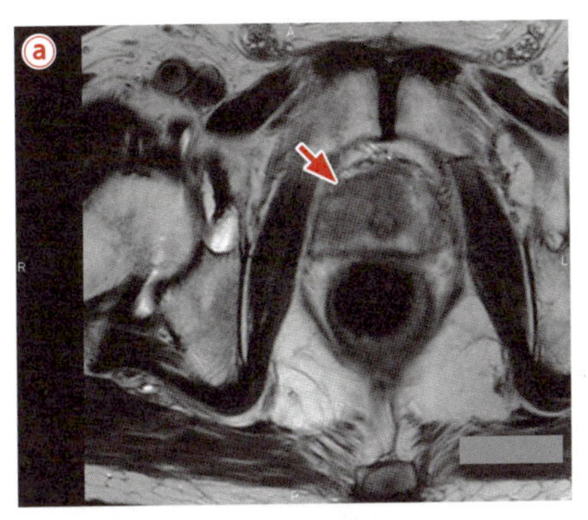

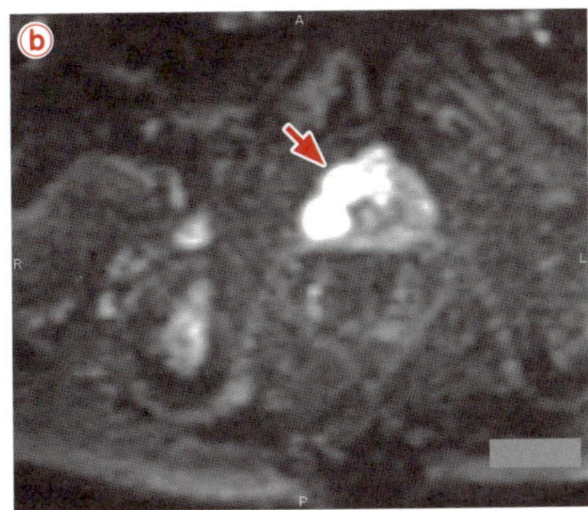

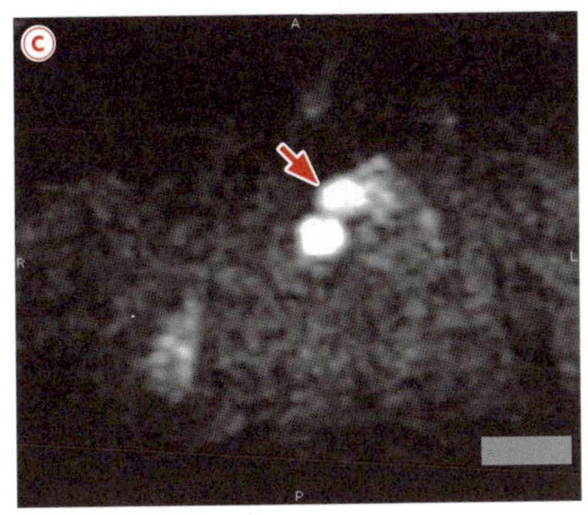

図 16-5 ● b-factor と画像

前立腺癌．ⓐT2強調画像，ⓑb=1,000の拡散強調画像，ⓒb=2,000の拡散強調画像．前立腺の右葉に腫瘍を認める（➡）．b-factorを強くすると腫瘍部が強調されるが，画像は劣化する．

3 拡散の程度を数値化する

拡散強調画像では通常，T2強調画像を使います．当然，T2強調画像でもともと白っぽく見えるものは拡散強調画像でもやはり白っぽく見えますし（**T2 shine through**とよばれます），黒っぽいものはいくら拡散が制限されていても黒っぽいままです．拡散強調画像はT2強調画像の影響も受けますので，見た目の画像ではなく拡散値として拡散の程度のみを直接数字であらわすことも可能です．実際の生体では

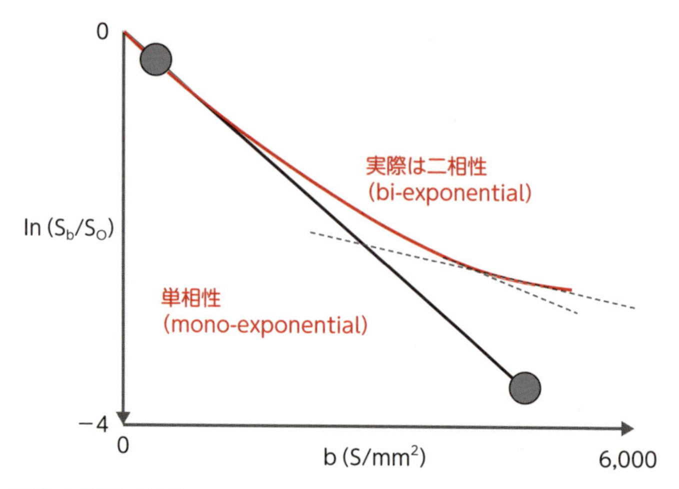

図16-6●ADC

ADCは拡散の程度を表す数値的な指標である．ADCを求めるにはbの値を変えて，その傾きを求める．多くの点をプロットすると理想的には直線となるはずであるが，実際は二相性となっている．これは小さなbの領域では血流などの影響を受けるためである．

血流などの影響を受けるため，**"見かけ上の拡散値"（apparent diffusion coefficient：ADC）**と言います．

ADCは弱いMPGパルス（大きさb_0）のT2強調画像の信号（S_0）と強いMPGパルス（大きさb_1）のT2強調画像の信号（S_1）から次の式で求められます．

$$ADC = \ln(S_0/S_1) / (b_1 - b_0)$$

図16-6でADCの値は直線の傾きをあらわしています．拡散の程度が強いほど大きいb値で低信号となり，傾きが急になります．**図16-2ⓓ**の傾きもADCを表しています．多くのb-factorを用いてグラフを描く場合，理論上は直線になるはずですが，実際は図中の**━**のように二相性のカーブとなります．これは最初の成分には血流などの影響が含まれているためと考えられています．このように正確に拡散の値

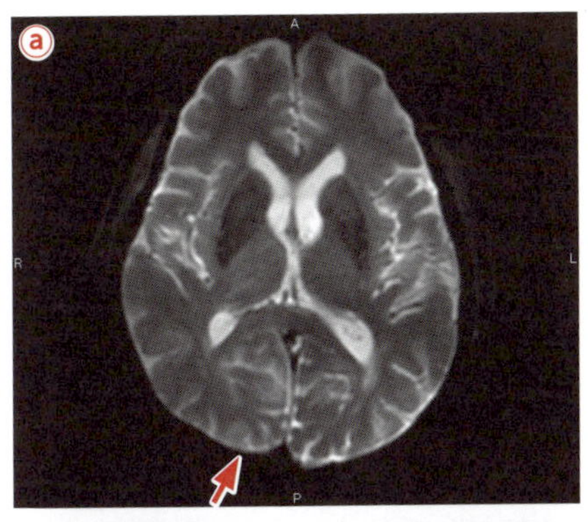

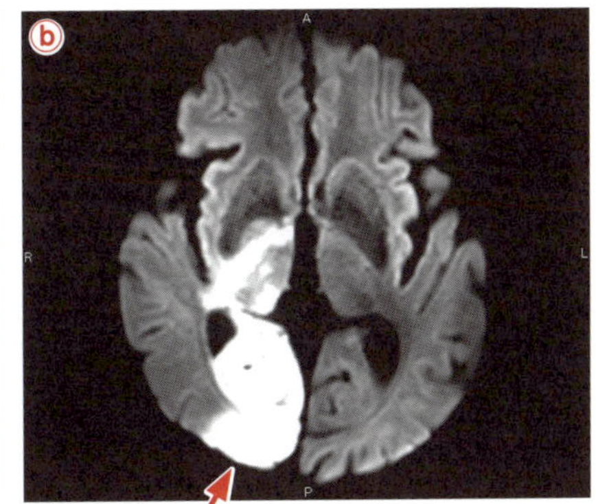

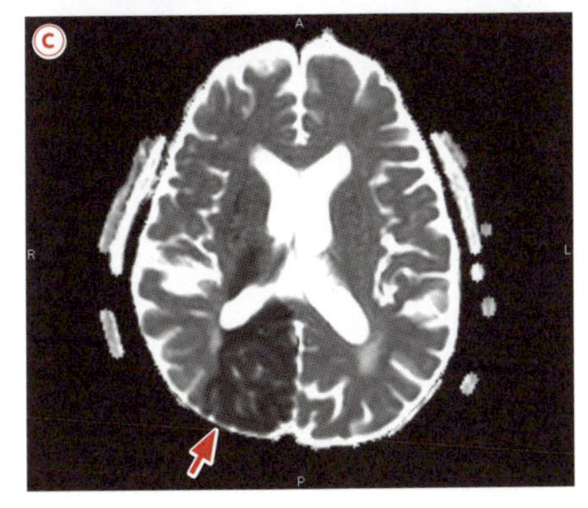

図 16-7 ● 拡散強調画像とADCマップ

右後大脳動脈領域（右後頭葉〜視床〜側頭葉）の急性期脳梗塞.
ⓐ b=0（b_0）のT2強調画像，ⓑ b=1,000（b_{1000}）の拡散強調画像，ⓒ ADCマップ.
右後大脳動脈領域（右後頭葉〜視床〜側頭葉）に急性期梗塞巣を認める（➡）. T2強調画像（ⓐ）ではあまりはっきりしないが，拡散強調画像（ⓑ）では著明な高信号を呈する.
ⓒはb_0とb_{1000}からADCを算出し，それをマップ表示したもの. 拡散制限のある梗塞は拡散強調画像では高信号であるが，ADCマップでは低信号である.

を求めることは困難なため，“見かけ上の拡散値”という言葉を使っているのです.

ADCの値自体を画像化することも可能で，ADCマップとよばれます（図16-7）. このADCでは拡散強調画像と異なり，**T2緩和の影響を除去**することが可能です.

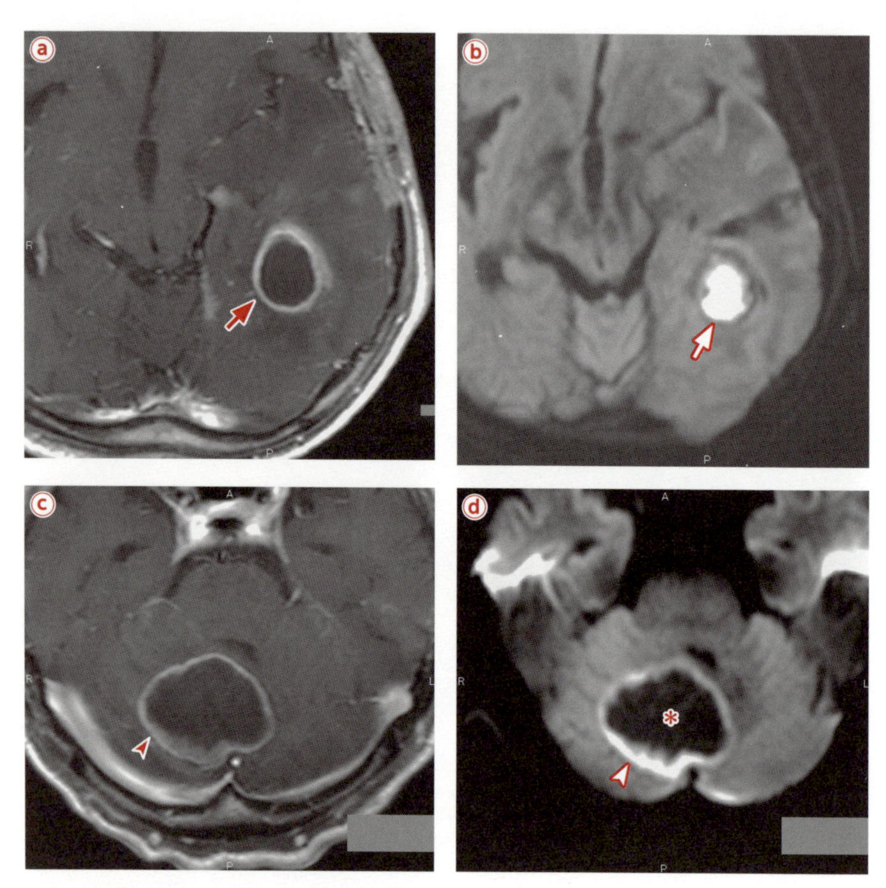

図 16-8 ● 膿瘍と腫瘍の拡散強調画像

上段：脳膿瘍，造影後T1強調画像ⓐ，拡散強調画像ⓑ.
下段：肺癌の小脳転移，造影後T1強調画像ⓒ，拡散強調画像ⓓ.
造影後T1強調画像では膿瘍も腫瘍もリング状に増強されている（➞，➤）．拡散強調画像においては膿瘍では造影されない液体部の拡散制限が強いため，高信号となる（⇨）．一方，腫瘍では腫瘍部が高信号で，造影されない壊死部は低信号である（＊）.

4 拡散強調画像の応用

拡散強調画像は当初は超急性期脳梗塞の診断にもっぱら用いられてきましたが，最近ではそれ以外にさまざまな領域で使われています.

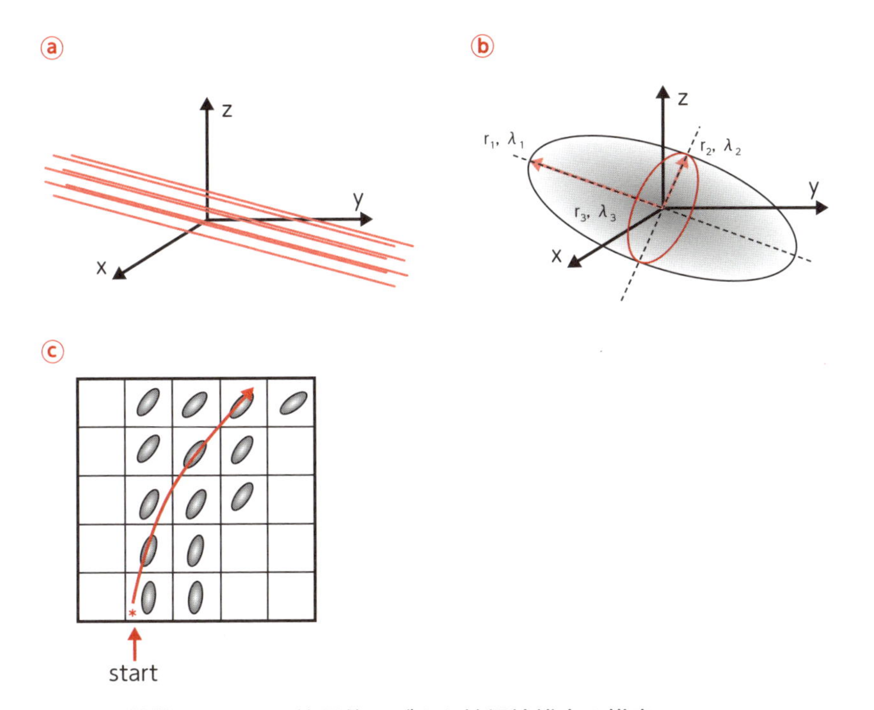

図 16-9 ● 拡散テンソルの楕円体モデルと神経線維束の推定

ⓐ座標軸上にあてはめた神経線維束の走行，ⓑ楕円体モデル，ⓒ神経線維束の推定．
本来であればプロトンはどの方向にも一様な運動性（拡散の方向性）を示すはずであるが（等方性），神経線維束が走行している脳においては神経線維束の方向には運動性が大きいが，それに逆らった方向では運動は制限される（異方性）．プロトンの運動性は等方性であれば球形であるが，実際には動きにかたよりがあり，ラグビーボールのような楕円体になる（ⓑ）．この楕円体の並びから神経線維束の流れを推定することが可能である（ⓒ）．

拡散強調画像では**粘稠度の高い液体**は拡散が制限され，高信号となるため，**膿瘍**で著明な高信号となります．また**腫瘍**では細胞外腔が小さくなり，内部構造が不規則で，拡散が制限されることにより，腫瘍部が高信号となります．特に造影と組合わせた場合，腫瘍では造影剤で増強される部分の拡散が制限される（高信号を呈する）のに対し，膿瘍では造影されない内容液が高信号となるところが，鑑別のポイントです（図 16-8）．

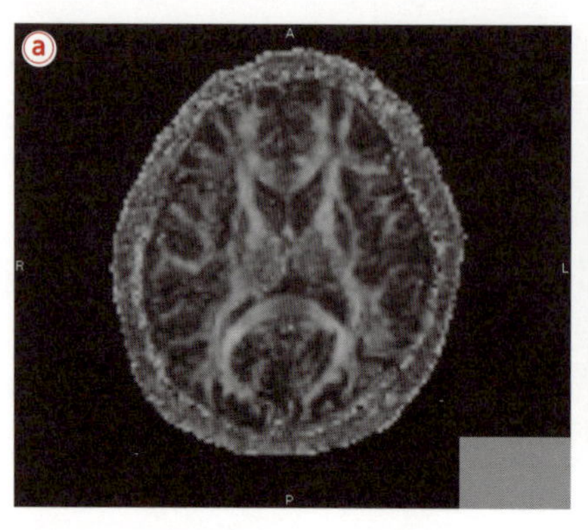

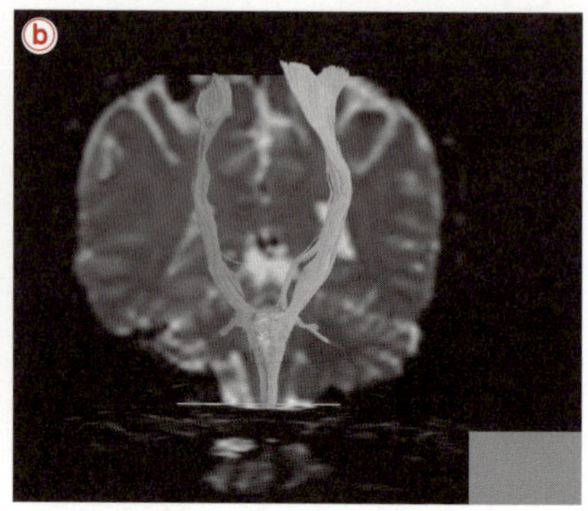

図16-10●拡散テンソル画像（巻頭Color Atlas参照）
ⓐベクトルカラーマップ，ⓑ錐体路の拡散テンソル画像．
拡散検出磁場の方向を6方向以上変えて，プロトンがどちらの方向に動きやすいかで，神経線維束の走行を推定するものである．ベクトルカラーマップでは前後方向が緑，上下方向が青，左右方向が赤で表示されている．この画像をもとに始点と終点となる関心領域を設定し，複数のスライスを追跡して，神経線維束を求めたものが拡散テンソル画像である．

一方，拡散強調画像を用いて**脳の神経線維束の走行**を知ることも可能です．一般に拡散強調画像ではランダムなプロトンの動きを見ています．プロトンは自由に動いており，どの方向にも一様に動いています（**等方性**とよびます）．これに対して，脳においては神経線維束が走行しており，プロトンは神経線維束の方向に動く方が，それに逆らうより動きやすくなっています．つまり，プロトンの動きが方向によって異なっているわけです（**異方性**とよびます）（図16-9）．そこで，6方向以上の拡散検出磁場を用いることにより，どちらの方向にプロトンが動きやすいかを知ることで，神経線維束の走行を推定し，画像（tractography）を構成することができます．このように水分子の運動しやすい方向から神経線維束の走行を推定した画像を**拡散テンソル画像**と言います（図16-10）．

Lesson 17

MRIの厄介者：アーチファクト

Chart

よく見られるアーチファクトは①動き，②折り返し，③磁化率，④化学シフトです

よく見られるアーチファクト
① 動き
② 折り返し
③ 磁化率
④ 化学シフト

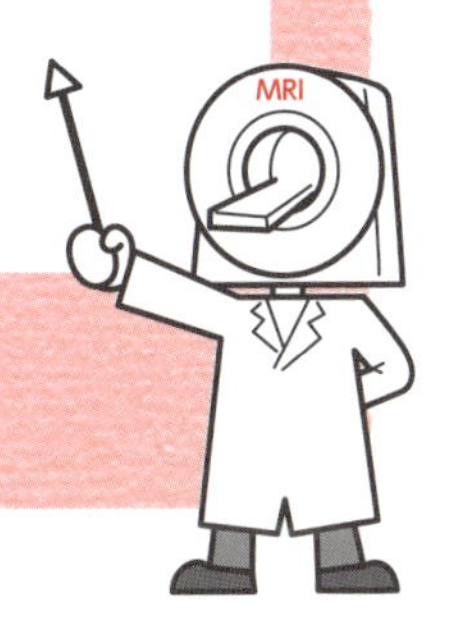

図17-1● よく見られるアーチファクト

MR画像は程度の差はあれ必ずアーチファクトを伴っています．アーチファクトはとてもうっとうしいものですが，じつはMRIの基本的な原理と深くかかわっており，**アーチファクトを制するものはMRIを制する**と言っても過言ではないでしょう．

ここではMRIの重要なアーチファクトである次の４つをまず取り上げます．

① 動きによるアーチファクト
② 折り返しによるアーチファクト
③ 磁化率アーチファクト
④ 化学シフトアーチファクト

1 動きによるアーチファクト：位相方向に発生する

MRIでは体動や呼吸，腸管の動きのためにぶれた画像をしばしば目にします（図17-2）．また脳や脊椎などの動きのあまりない部位でも，よく見ると血流や髄液によると思われるゴースト像[用語解説]がみられます（図17-3）．これらはすべて**動きによるアーチファクト**です．

一見，動きに伴う画像のぶれは動きの方向に見られるような気がしますが，実際には**アーチファクトは必ず位相方向に発生**しています[脚注]．その理由としては，どちらの方向に動いても撮像シークエンスにおいて位相方向の傾斜磁場が加えられてから撮像までの時間が長いことや，どちらの方向に動いても位相のずれは生じることなどの理由によります．逆に，画像を見たときに，アーチファクトがどちらの方向に発生

用語解説 **ゴースト像**…画像の中の動く成分が本来存在しない部分に投影されたもの．

脚注 MRIの撮像時間は一般に位相エンコードのマトリックスの数で決まるため，撮像時間を短縮するために多くは位相マトリックスを絞って撮像する．図17-2のような頭部の場合，頭の断面は縦長であるため，後述の折り返しを防ぐため，縦方向を周波数方向，横方向を位相方向とすることが多い．

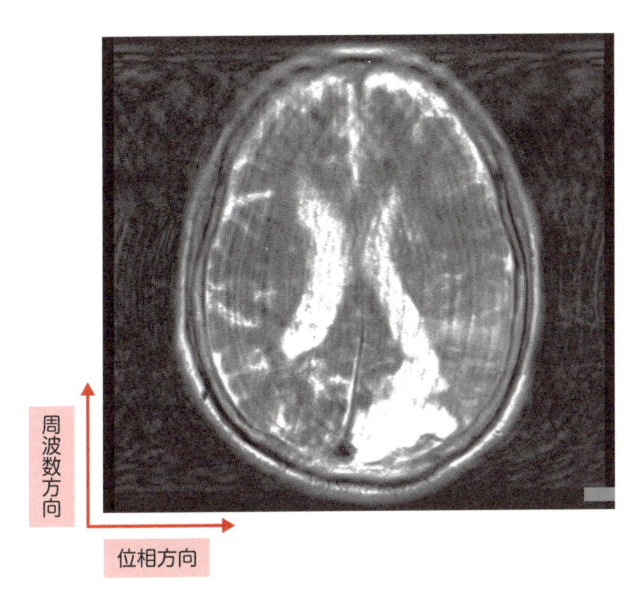

図 17-2 ● 動きによってぶれた画像

動きによるアーチファクトは位相方向に見られる.

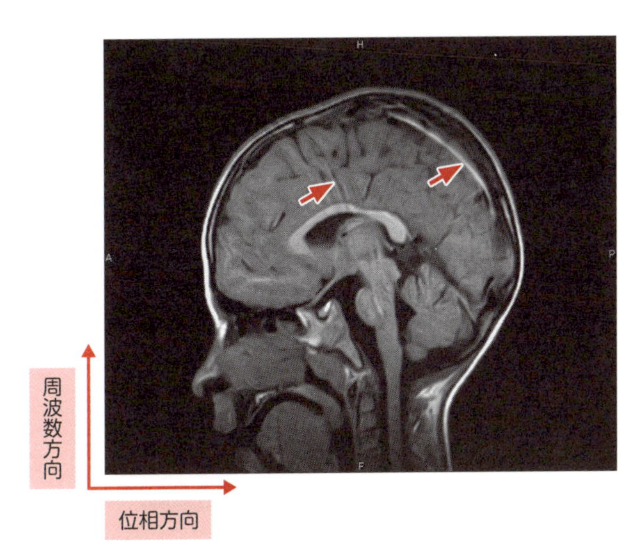

図 17-3 ● 血流によるゴースト像

上矢状静脈洞からのゴースト像を位相方向に認める（➞）.

していくかを見ることで，位相エンコードの方向を判断できます．

● 対策

この動きによるアーチファクトを目立たなくするためには**加算を多くしたり**，**位相方向と周波数方向を入れ替えたり**，アーチファクトが出る**原因となる信号を抑制したり**，**高速の撮像**を用いたりするなどいろいろありますので，MRI担当の技師に相談してみましょう．

2 折り返しによるアーチファクト：撮像範囲が被写体より小さいために起こる

図17-4のように撮像範囲（field of view：FOV）の中に範囲外の画像が侵入してくることがあり，“折り返し”とよばれます．

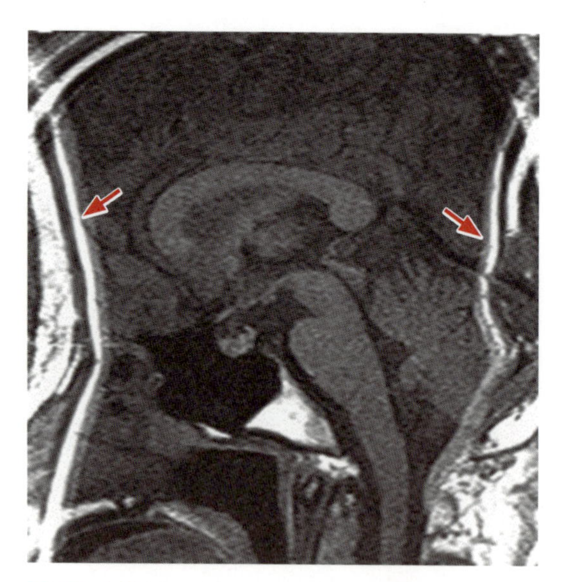

図17-4● 折り返しによるアーチファクト
撮像範囲を体内の一部に絞って設定して撮像すると，撮像範囲外の画像が侵入してくる（→）．

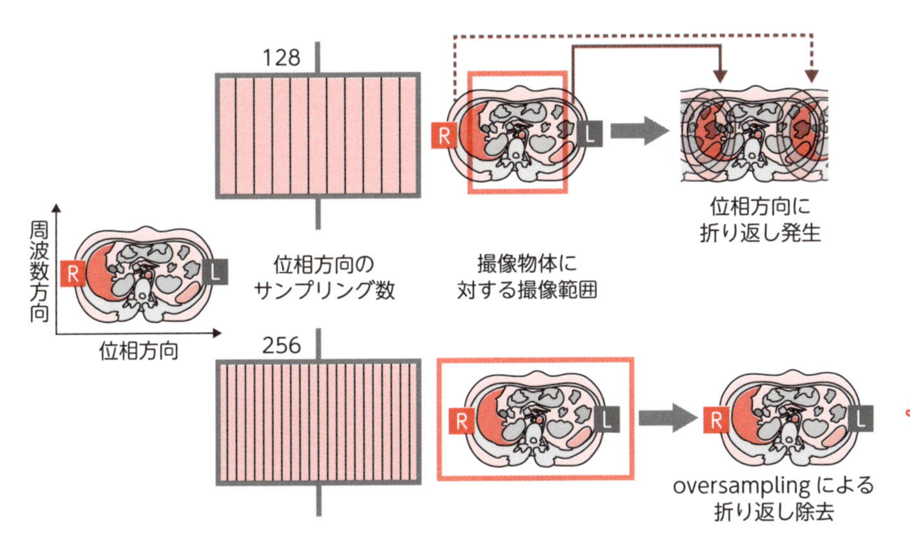

図 17-5 ● 位相方向の折り返し

位相エンコード数を減らして撮像範囲を狭くすると撮像時間は短くなるが，MRIでは撮像範囲の内側と外側が識別できないために撮像範囲外の信号が混入してしまい，位相方向に折り返しを生じる（上段）．位相方向に十分サンプリング（oversampling）して撮像範囲を広げると，このアーチファクトを除去することができる（下段）．

このアーチファクトは図 17-5 上段のように位相方向のサンプリング回数を減らして撮像範囲を絞りすぎた場合に見られます 脚注．このように撮像範囲外にも生体が存在する場合，信号は範囲外からも発生するため，MRIは撮像範囲の内側と外側が識別できずに外側の構造も誤って内側のピクセルと認識されてしまい，本来の画像と重なりを生じてしまいます．このアーチファクトは位相方向にも周波数方向にも見られます．

脚注 詳細は少し難しくなるので省くが，k空間の性質上，位相方向の撮像範囲は位相方向のサンプリング回数で決まる．位相方向のサンプリング数を減らすと撮像範囲は狭くなり，信号雑音比は小さくなり，撮像範囲は狭くなる．撮像範囲が被写体より小さくなると折り返しが起こる（図 17-5）．

● 対策

このような折り返しのアーチファクトを防ぐためにoversamplingという方法を使います．これはあらかじめ広い範囲で撮像し，後で不要の部分を捨ててしまう方法です（図17-5下段）．位相方向のoversamplingでは撮像時間はその分延長します．もったいない気がしますが，信号を多く収集することで，信号雑音比用語解説は上昇するので，無駄うちするわけではありません．一方，周波数方向のoversamplingでは撮像時間の延長はほとんどありませんので，常に使われています．

また後述しますが，SENSE法という方法はこの折り返しを逆に上手に使って撮像時間を短縮する方法です（参照 付録6）．

3 磁化率アーチファクト：静磁場のひずみによって起こる

磁化率とは生体が磁場の中に置かれた場合，どの程度磁化されるかを示す指標です．鉄のように正の磁化率をもつ物質は磁場を強める方向に作用し（**常磁性体**とよばれる），水や空気，カルシウムは磁場を弱める方向に作用します（**反磁性体**とよばれる）（図17-6）．磁化率が違った組織の境界部，例えば空気や骨との境目（副鼻腔の空気に囲まれたトルコ鞍のような空洞）や体内や体の近傍に鉄が存在する場合では，局所的な磁場のゆがみを生じます（図17-7）．そのためスピンが感じる周波数が変化し，位相が分散してしまい，信号の低下や消失が起こります．このような現象を**磁化率アーチファクト**あるいは**磁化率効果**とよびます．特に強磁性体の磁化率は非常に高く，著しい画像の歪みの原因となります．

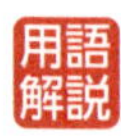

信号雑音比（signal-to-noise ratio）…対象物のシグナル強度と，その背景のノイズ強度の比率で，大きいほど検出が容易となる．逆に小さくなると雑音に埋もれてしまい，検出困難となる．

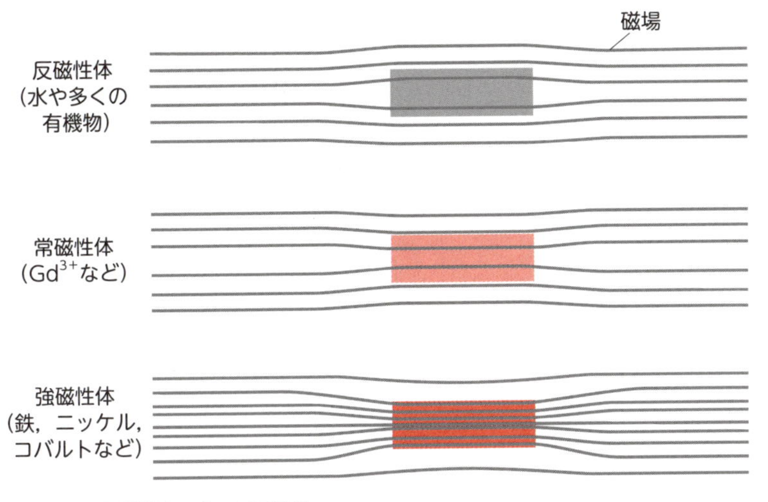

図17-6● 磁場の中での磁性

すべての物質は磁場の中では何らかの磁性をもつ．水や多くの有機物は磁場を弱める方向に働き，反磁性体と呼ばれる．原子内に不対電子をもつGd^{3+}などは磁場を強める方向に働き，常磁性体と呼ばれる．さらに鉄やニッケル，コバルトなどは強い磁力を発揮し，強磁性体と呼ばれる．

Spin echo法では180°パルスによってある程度このアーチファクトは相殺されますが，gradient echo法ではこのアーチファクトが強く出ます脚注．またパルス系列でTEの長いシークエンスではRFパルスから撮像までの時間が長いため位相が大きくずれてしまい，このアーチファクトは強く出ます．この原理を用いてgradient echo法でTEを長くし，磁化率を強くさせることで，**磁化率強調画像**を得ることができます．これは，微小出血の検出でよく用いられます（参照 Lesson 7-4，Lesson 10-3）．

脚注 磁性体などの存在によって磁場が不均一になると位相が分散し，大きく位相がずれる部分と小さな位相のずれしか生じない部分が見られる．spin echo法では180°パルスによって位相が大きくずれた部分は逆に大きく戻され，ずれが小さい部分は戻りが少なく，最終的に位相のずれが相殺される．一方，gradient echo法ではこのような補償機能が働かないので，強いアーチファクトが生じる．

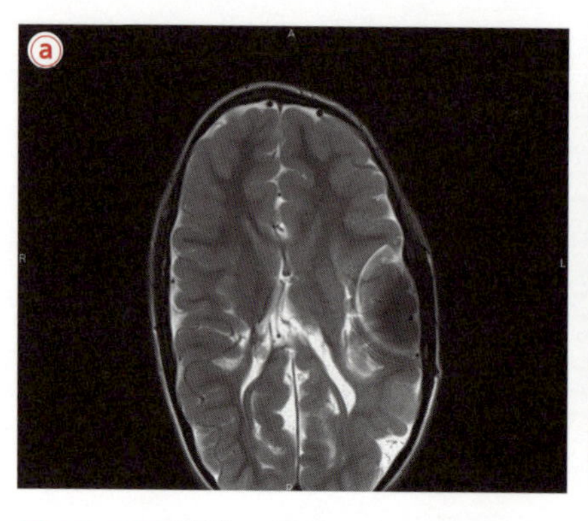
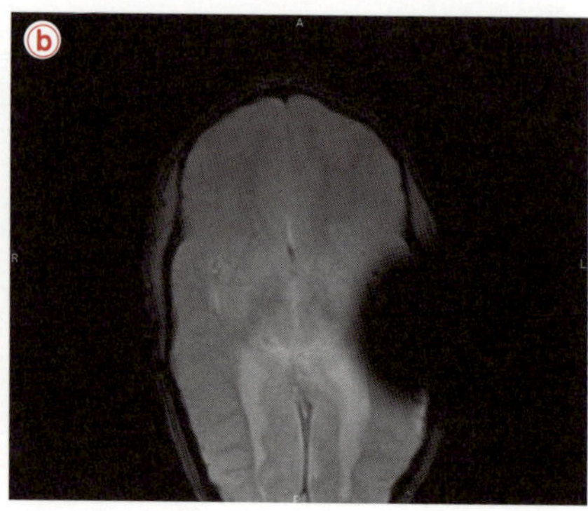

図 17-7 ● 体外の金属による磁化率アーチファクトの例
ⓐFast spin echo T2強調画像，ⓑT2*強調画像．
体外にピンなどの金属や空気が存在すると磁場がゆがみ，画像にもひずみが生じる．TEの長いgradient echo法であるT2*強調画像でこのアーチファクトは目立つ．本症例では，髪の毛のピンのために，画像のゆがみ，欠損が生じている．

● 対策

磁化率アーチファクトはgradient echo法の代わりにspin echo法で撮像したり，TEを短く設定することで，ある程度抑えることが可能です．

4 化学シフトアーチファクト：水と脂肪の境界面に見られる

腎臓のように脂肪に囲まれた臓器では図 17-8のように画像が微妙にずれたように見え，**化学シフトアーチファクト**とよばれます．このアーチファクトは**水と脂肪の共鳴周波数の差によって発生し，脂肪と非脂肪（つまり水のプロトン）の境界面で見られます**．

生体内ではプロトンは主に水あるいは脂肪として存在します．この水と脂肪のプロトンは同じプロトンでもおかれた環境（結合状態や分子内での位置）が異なるため，共鳴周波数が違います．この現象を**化学シフト**とよびます（参照 付録3）．この共鳴周波数の違いは静磁場

ⓐ

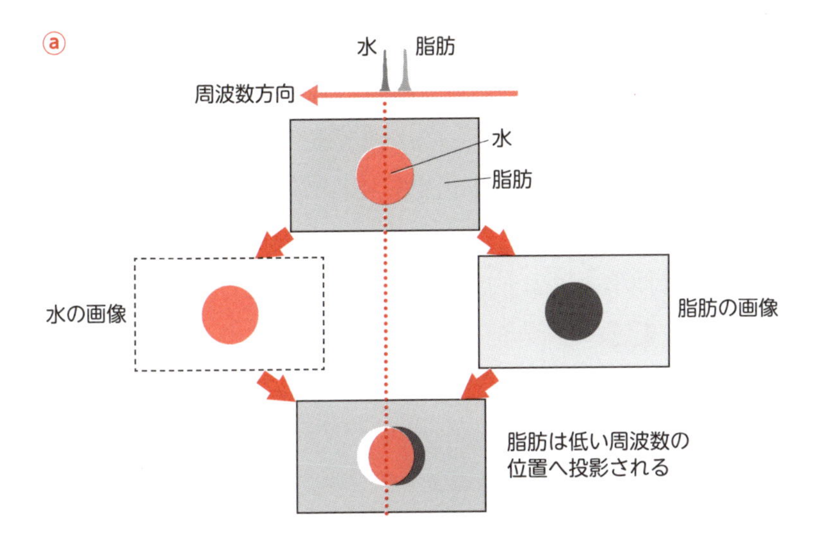

ⓑ

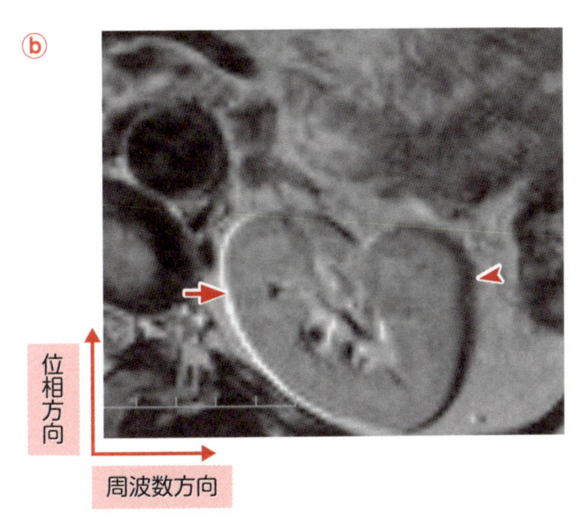

図17-8 ● 化学シフトアーチファクト

ⓐ水と脂肪の共鳴周波数の違いによって周波数方向に少しずれて投影され，位置のずれとして認識される．

ⓑ腎臓などのように脂肪に囲まれた臓器で目立つ．周波数方向において脂肪が水に対して低周波の位置（右側）に投影され，腎臓の左側が高信号（➡），右側が低信号となる（➤）．

なお，図17-2，17-3に示した位相・周波数の向きと上図に示した向きが異なるが，これはMRIでは対象物の形によって位相方向と周波数方向を任意に決めているためである．

強度に比例します．1.5テスラのMRIでは水と脂肪のプロトンの共鳴周波数の違いは220Hz（脂肪が水よりも220Hz低い），3テスラでは440Hzです．3テスラのMRIの方が水と脂肪の共鳴周波数の差が大きいので，このアーチファクトも目立ちます．

エコー信号を画像化する際に周波数方向に傾斜磁場をかけて，わずかな周波数の違いによって最終的な位置決めを行いますが（周波数エンコード，参照 Lesson 9-4），この水と脂肪の周波数の微妙なずれによって画像がずれて投影されてしまうことが，このアーチファクトの原因です．このような理由から化学シフトアーチファクトは**必ず周波数方向に見られます**．動きのアーチファクトが位相方向に見られたのとペアーで覚えておいてください．

● **対策**

このアーチファクトを軽減する方法として脂肪抑制法で脂肪の信号を抑制したり，説明は省略しますが，サンプリング時間を短くする（バンド幅を広くする）などの方法があります．また，高磁場のMRIほど共鳴周波数のずれが大きくなりますので，低磁場のマシンを使えば化学シフトアーチファクトは目立たなくなります．

5 その他のアーチファクト

これまで説明した4種類のアーチファクト以外にも知っておいた方がよいアーチファクトがいくつかありますので，簡単に説明します．

❶ Truncation artifact（打ち切りのアーチファクト，Gibbs artifact）

脳表や脊髄と髄液境界部などに沿って見られる縞模様のアーチファクトです．よく脊髄空洞症との鑑別が問題となります（図17-9）．原

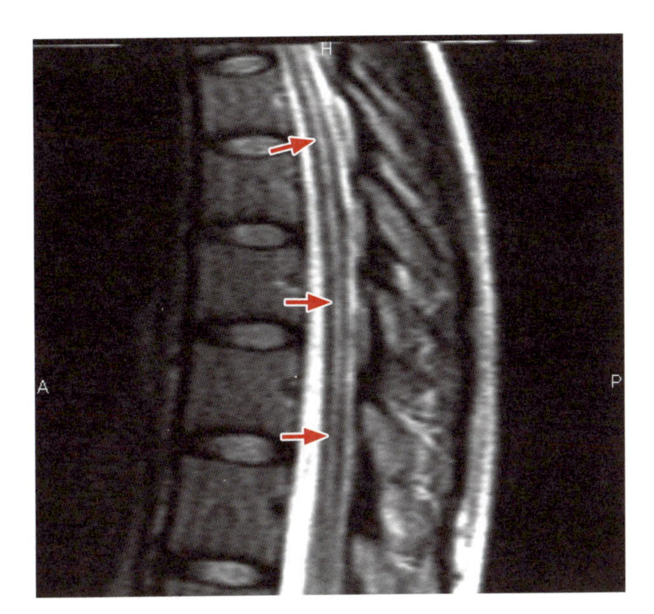

図17-9● Truncation artifact（打ち切りのアーチファクト，Gibbs artifact）の例

T2強調画像．脊髄に高信号を認め（→），一見脊髄空洞症様の所見であるが，その後のMRI検査では所見は見られず，truncation artifactと考えられる．

因はデータのサンプリング不足のために，高周波成分がカットされ，フーリエ変換の誤差が生じることによるものとされます．

対策

撮像時間は延長しますが，**フェーズエンコードのステップ数を増やしてサンプリング数を増やす**ことで，軽減できます．

❷ クロストークアーチファクト

二次元撮像のマルチスライス法においてスライス間隔が狭いときやスライスを交差して撮像するときに生じるもので，信号の低下が見られます（参照 Lesson 12-1）．

● 対策

スライスとスライスの間に**ギャップを設定**することで，防げます．

その他，3テスラのMRIで見られる**RFの浸透性不足**やRFコイルの不均一性に基づく**感度ムラ**，gradient echo法によるopposed phaseで見られる実質と脂肪の境界が黒く見える**boundary effect**，検査室のRFシールドの不完全による漏れなどによって，破線が画像中に見られたり（**zipper artifact**），傾斜磁場のスイッチングに伴う渦電流によって，**傾斜磁場コイルの近くの導体に発生**するアーチファクト，CTと同様に小さな対象を大きなボクセルで撮像した場合の**部分容積アーチファクト**等々たくさんあって，見極めることが難しいこともあります．

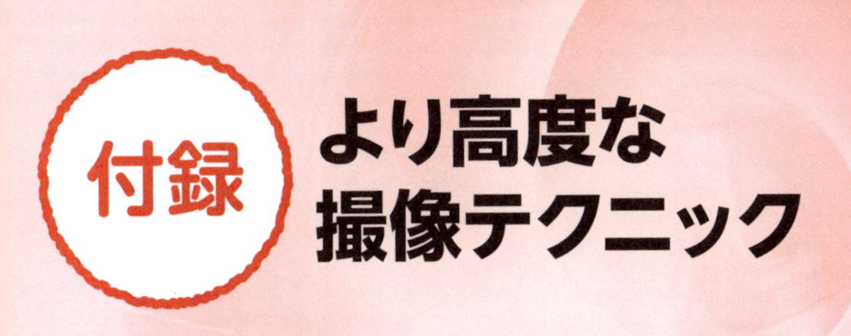

より高度な撮像テクニック

MRIでは工夫によってさまざまな撮像法を行うことが可能です．ここではさまざまな領域で最近よく行われている，やや進んだ撮像法をとり上げます．

1 MRCP：脂肪を抑制して水を画像化する

MR cholangiopancreatography（MRCP）によって膵管や胆管を簡単に描出することができ，最近の機器であればほとんどの機器で施行可能です（付録図1）．これまでは膵管や胆管を描出するためには内視鏡で直接造影剤を注入しなければならず，非常にたいへんな検査でした．MRCPは基本的に膵管あるいは胆管内の水（膵液や胆汁）を描出するものです．強いT2強調画像は生体内の静止した水成分を高信号として描出しますが**T2強調画像では脂肪も高信号です．そこでMRCPでは脂肪の信号を消すために脂肪抑制を併用**します．また立体的に観察するため，薄いスライスで撮像して重ね合わせたり，わざと厚いスライスで撮像します．MRCPと同様の方法で，**尿路**を見たり（MR urography，付録図2），**脊髄液**を見たりすることも可能です（MR myelography，付録図3）．

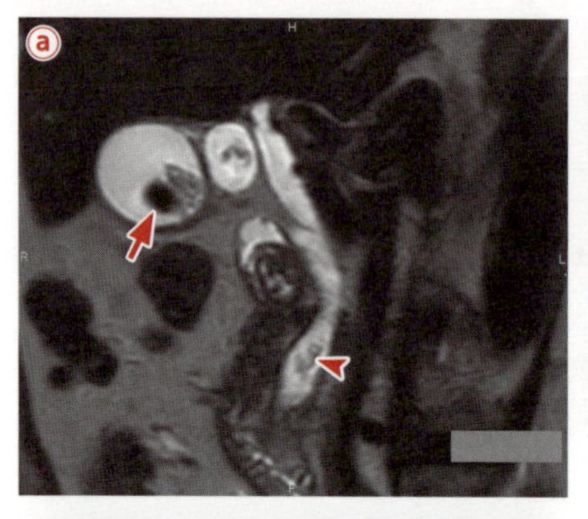

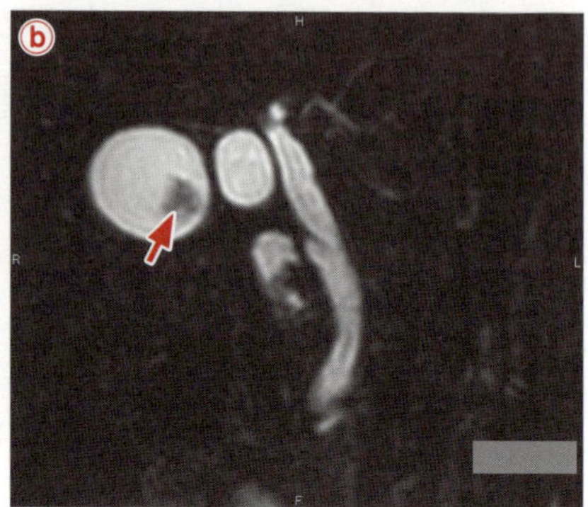

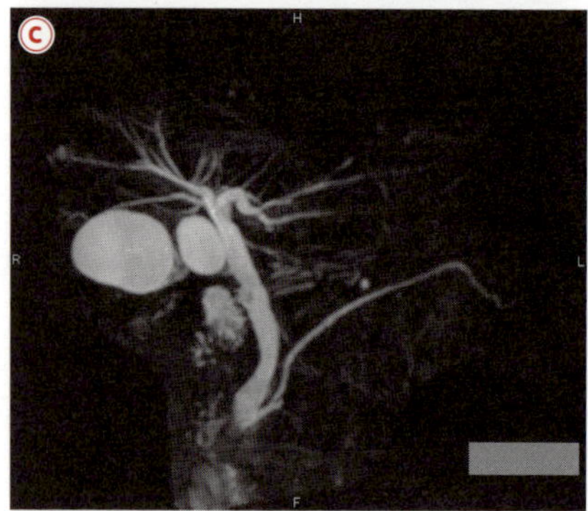

付録図1●MRCP

総胆管結石および胆石症．ⓐシングルショットT2強調画像冠状段，ⓑ同脂肪抑制画像，ⓒはⓑをMIP（maximum intensity projection）処理したもの（いわゆるMRCP）．生体内で，T2強調画像で高信号を呈するものは水と脂肪である．MRCPは脂肪を抑制したT2強調画像を三次元処理したもの，つまり水を画像化する方法である．三次元処理をすると管腔内の胆石（➡）や総胆管結石（►）などは周囲の高信号に打ち消されて不明瞭となる．

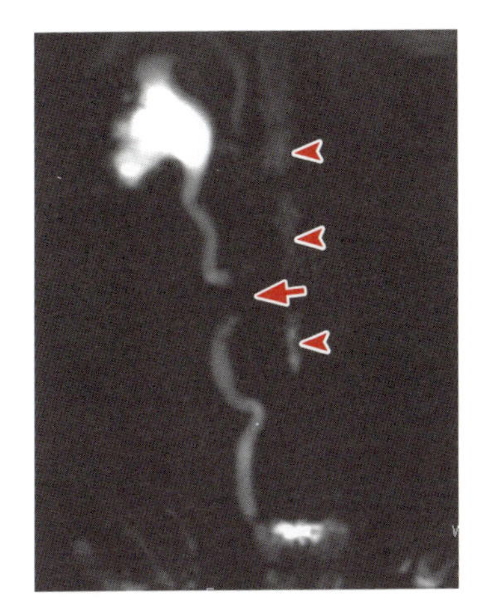

付録図2●MR urography

尿管癌にともなう水腎症. MR urographyはMRCP同様, 拡張した尿管内の尿を画像化する方法である. 当然, 造影剤は必要としない. 尿管に腫瘍を認める（→）. また髄液も描出されている（▶）.

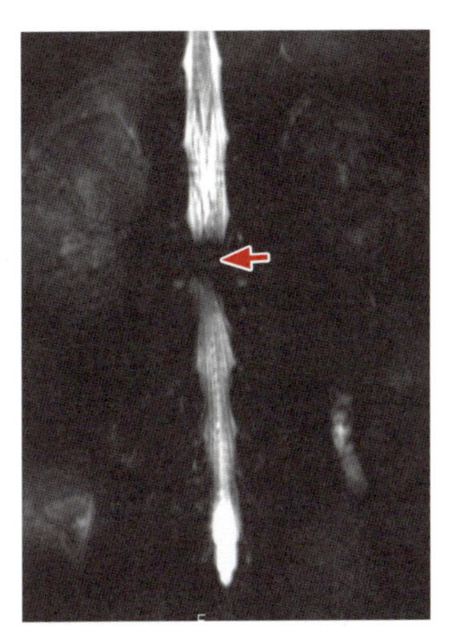

付録図3●MR myelography

L1/2椎間板による硬膜嚢の完全ブロック. MR myelographyもMRCP同様, 脊髄腔を画像化する方法である. 脊髄腔に完全ブロックを認める（→）. 髄腔内には馬尾神経が見られる.

2 化学シフト画像（Chemical shift imaging）：少量の脂肪の検出に有効

化学シフト（chemical shift imaging）は微量の脂肪を検出する方法です. この方法では脂肪と水のプロトンの共鳴周波数のわずかな差を利用しますが, この方法も1.5テスラ以上の機器であればほとんどどの機器でも施行可能です.

同じプロトンでも水と脂肪のプロトンでは異なった共鳴周波数で回転しています（参照 Lesson 13-2-❷）. 180°パルスを使わないgradient echo法では信号を収集するタイミング（エコー時間：TE）によって, 水と脂肪が同じ方向を向いたり（同位相：in phase）, 逆向き

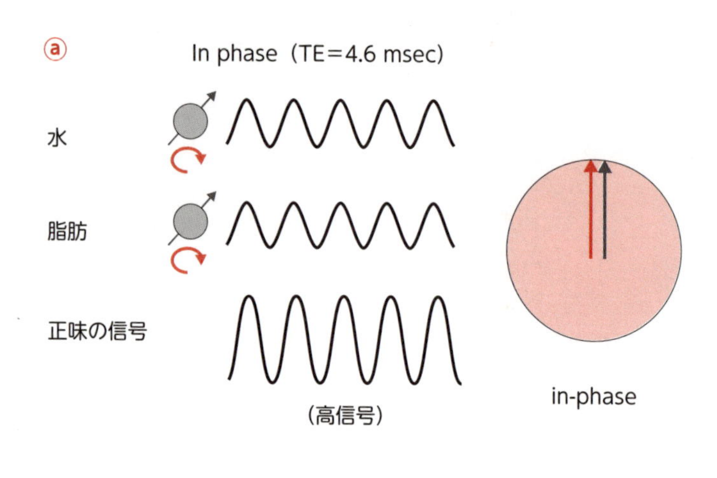

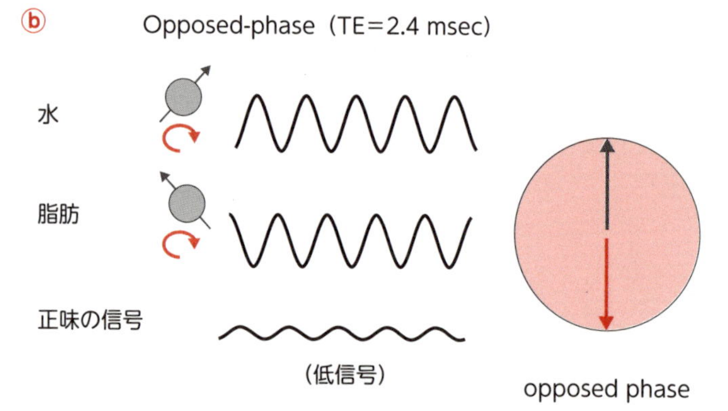

図 18-4 ● 化学シフト画像の原理
水と脂肪は異なった共鳴周波数で回転している．Gradient echo 法では撮像タイミング（エコー時間：TE）によってスピンは同方向を向いたり（高信号），逆方向を向いたりする（低信号）．

になったりします（逆位相：opposed phase）（参照 Lesson 0-⑥）脚注．**同位相のTEでは水と脂肪の信号は足し算となり，高信号**となりますが，**逆位相のTEでは引き算となり，低信号となります**（図 18-4）．こ

脚注 Spin echo 法では 180° パルスによってこの位相のずれが補正されるので，このような現象は見られない．

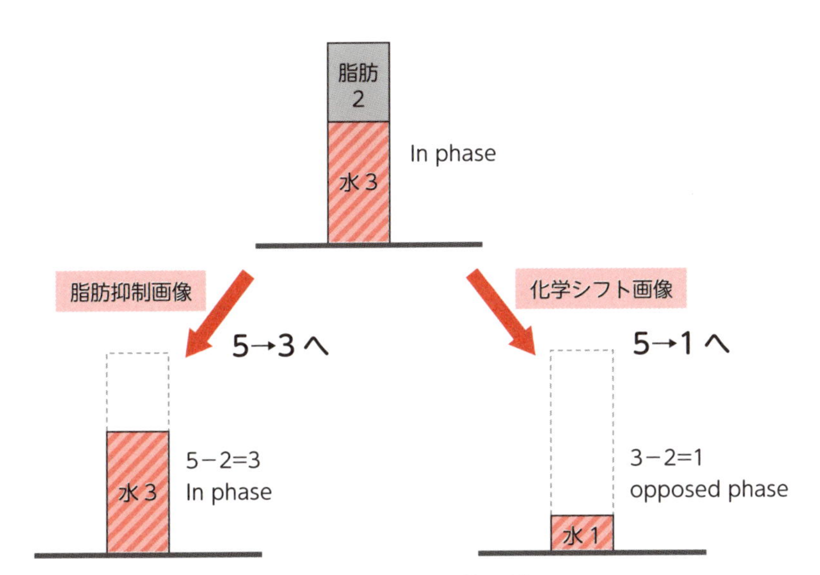

図 18-5 ● 脂肪抑制画像と化学シフト画像の違い

通常の画像では水と脂肪のプロトンは総和として画像化される．例えば，図では水3＋脂肪2＝5の信号となる（in phase）．脂肪抑制画像では選択的に脂肪の信号のみを消去するので，信号は3となる（信号変化　2）．一方，化学シフト画像では脂肪が逆位相になるので，信号は水3-脂肪2＝1となり，脂肪抑制画像よりも大きな信号変化を得られ（信号変化　4），微量の脂肪の検出に有利である．

のようにin phaseとopposed phaseの画像を撮像し，TEによって信号が周期的に変化することが確認できれば，脂肪と水が混在していることを意味しており，脂肪抑制画像（参照 Lesson 13-2）よりも微量の脂肪の検出に有用です（図18-5，18-6）．

3 スペクトロスコピー：生体成分の分析ができる

スペクトロスコピー（spectroscopy）は化学シフトを利用して**生体の微量物質の量を測定**する方法です．主に研究用の高度のレベルの機器で施行可能です．化学シフトはLesson 13で説明したように同じ

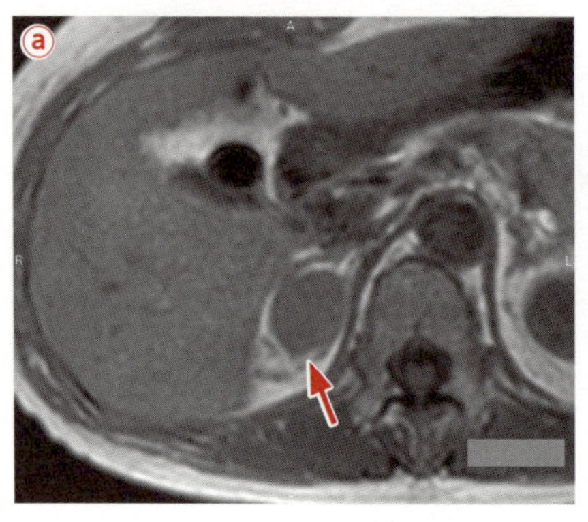

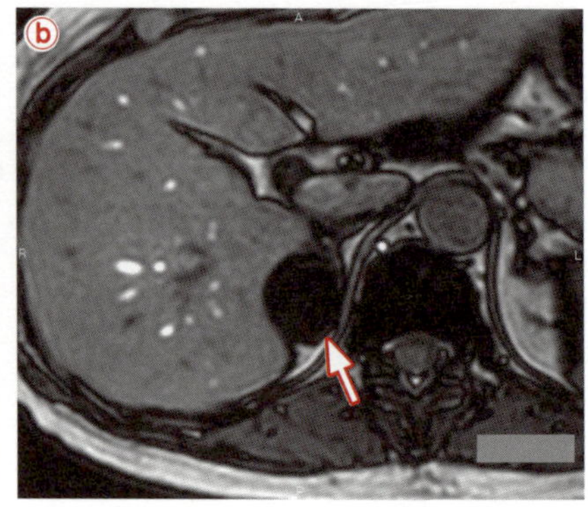

図 18-6●化学シフト画像の臨床例

3テスラのMRIで撮像した右副腎腺腫．ⓐIn phase（TE=2.3 msec），ⓑOpposed phase（TE=1.1 msec）．右の副腎腺腫はin phaseでは肝臓と同程度の信号強度であるが（➡），opposed phaseでは低信号となっており（⇨），脂肪の存在が示唆される．

プロトンでも分子の環境（具体的には化学結合など）が違えば共鳴周波数がわずかに異なっていることを指します．スペクトロスコピーではプロトンを利用することが多いのですが，リン（^{31}P）を使うこともあります．

化学シフトの大きさは周波数そのものでなく磁場強度に依存しないppm用語解説であらわされます．

脳のプロトンのスペクトロスコピーでは次の3つのピークが明瞭に観察できます．

①**Cho：コリン**（3.2 ppm）：**細胞膜代謝**の指標となる．**悪性度が高い腫瘍や代謝亢進状態で上昇**．

②**Cr：クレアチン**（3.0 ppm）：**エネルギー状態の指標**となる．3つのうち最も安定．

用語解説 **ppm**…スペクトロスコピーでは共鳴位置を基準物質であるTMS（テトラメチルシラン）の信号に対する相対的な位置で示し，共鳴周波数の差の $1/10^6$（ppm）を単位として表示する．値が大きいほど，高い共鳴周波数をもつことになる．このように表示することで，磁場強度には関係ない値となる．

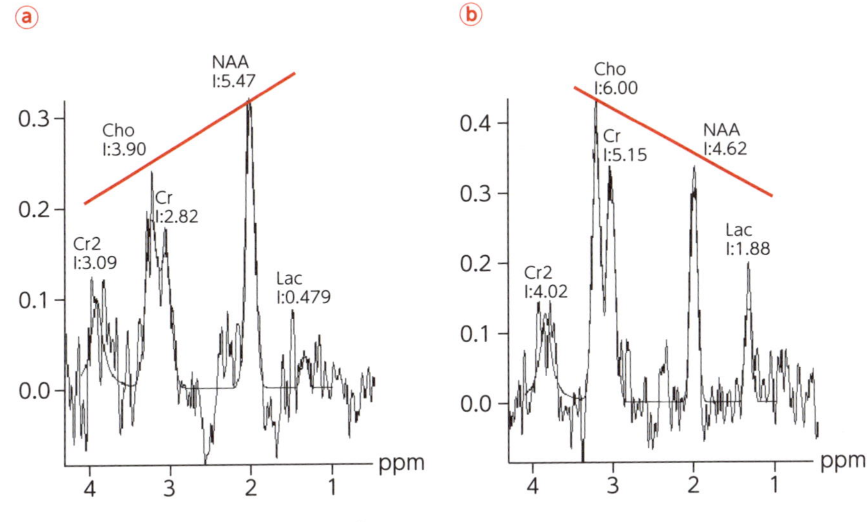

図18-7●MRスペクトロスコピー

ⓐ健常部，ⓑ腫瘍部．健常部ではNAA>Choで，右肩上がりであるが，腫瘍部ではCho>NAAで，右肩下がりである．

③**NAA：N-acetylaspartate**（2.0 ppm）：**神経細胞に特異的**に含まれるアミノ酸であり，**神経細胞障害の指標**．

これらのピークに加え，乳酸のピークが同定されることもあります．

正常であれば**図18-7ⓐ**のようにChoとNAAのピークは右肩上がりとなりますが，腫瘍などではChoが増加し，NAAが減少するので右肩下がりとなります．

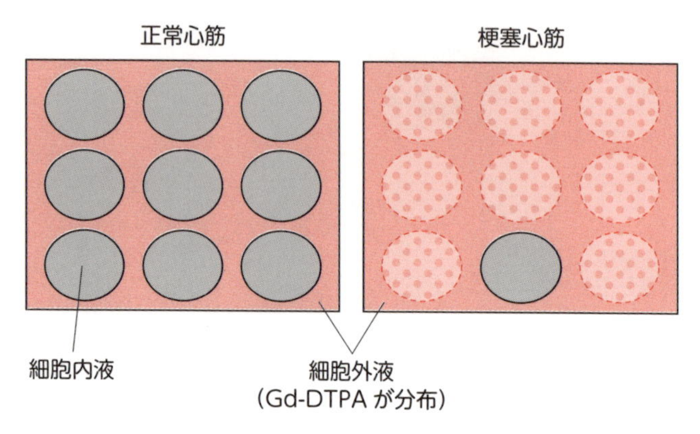

図 18-8● 遅延造影（late gadolinium enhancement：LGE）の原理
Gd造影剤は，遅延相において細胞外液に非特異的に分布する．心筋が壊死に陥ると心筋細胞が消失し，細胞外液腔が拡大し，遅延相において壊死部には正常心筋に比して造影剤が多く分布する．このような状態において正常心筋の信号を打ち消すように設定したIR（inversion recovery）法を用いることで，梗塞領域を強調して描出することが可能である．

4 遅延造影は障害心筋を教えてくれる

造影剤投与後の遅延相で撮像することで，障害された心筋を選択的に描出することができます．ただし心臓の画像化にはかなり高度の機器が必要です．

正常の心筋は，MRI造影剤を注入すると，すみやかに造影され，その後直ちに洗い出しされます（wash out）．ところが，**瘢痕や梗塞に陥った心筋には，長時間造影剤が停滞**します．これを利用したのが**遅延造影**（late gadolinium enhancement：LGE）です（図 18-8）．

具体的には，Gd造影剤を投与して10～15分後に撮影します．この間に正常な心筋の造影剤はwash outされます．一方，心筋細胞が消失した組織では，細胞外液腔が拡大するため造影剤が多く分布します．そこでIR型のgradient echo法用語解説を用いて，心筋の信号をゼロ（null）にして正常心筋の染まりを抑えることで造影部と心筋のコントラストを最大にして撮像します．核医学検査で診断困難な**内膜下梗塞**

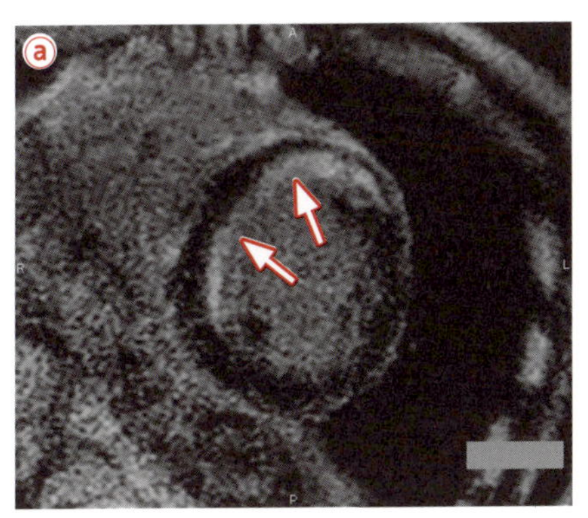

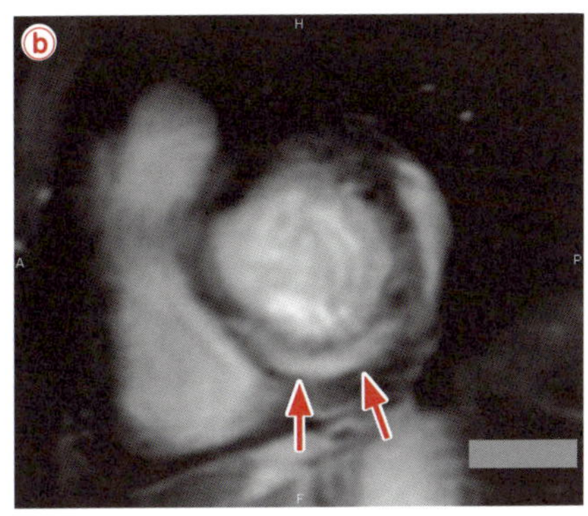

図 18-9 ● 遅延造影の臨床例
ⓐ心内膜下梗塞．中隔・前壁広範囲に内膜下LGEを認める（⇨）．ⓑ心サルコイドーシス．外膜優位にLGEを認める（➡）．

に威力を発揮します．またさまざまの**心筋症の鑑別**にも有用です（図18-9）．

5 Keyhole imaging：k空間を上手に使ってダイナミックMRIを高速化する

Keyhole imagingによってダイナミックMRIの撮像時間を短縮可能です．造影剤を用いたダイナミックMRIでは同じ部位の撮像をくり返します．フルにk空間のデータを収集すると1枚1枚にかなり時間がかかりますが，実際にダイナミックMRIに必要な信号は詳細な細部の画像ではなく，コントラストの変化です．つまり，重要な情報はk空間の中心部（鍵穴の真ん中）に集中しており，辺縁部の情報はあまり必要ありません（参照 Lesson 11）．そこでkeyhole imagingではk空間の中心部分のみのデータを経時的に収集し，輪郭をつくる高周波成

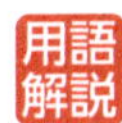
IR型のgradient echo法…プレパルスであるIRパルス（参照 Lesson 13-1）はspin echo法のみならずgradient echo法に付加して，コントラストを際立たせることが可能である．

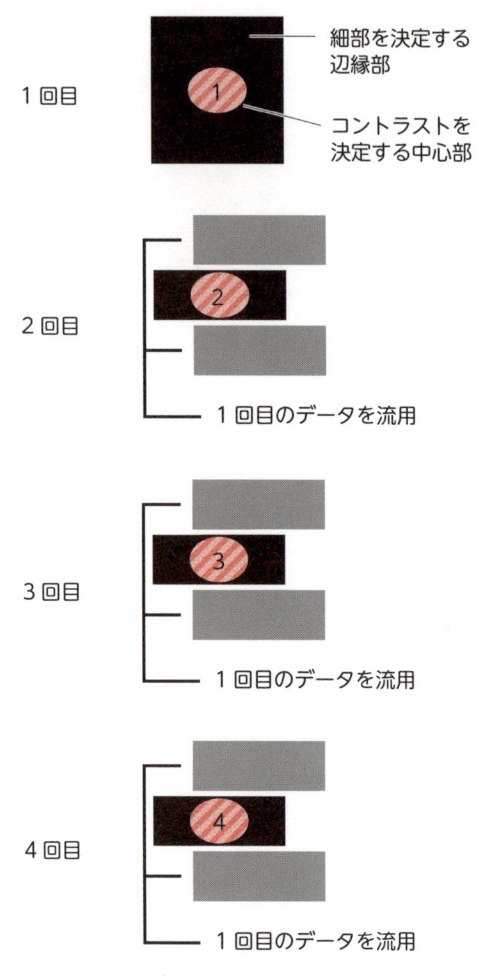

図18-10●Keyhole imaging

経時的に撮像をくり返すダイナミックMRIでは，2回目以降の撮像ではk空間のコントラストを決定する真ん中の部分のみのデータを収集する．細部を決定する周辺部は1回目のデータを利用する．

分は最初に撮像した画像のデータを使うことで高速化が可能です（図18-10）．このkeyhole imaging以外にもk空間の特性を使うことでさまざまな高速化の方法が開発されています．

6 パラレルイメージング：複数のコイルを使って撮像時間を短縮する

パラレルイメージング（SENSE法）では複数のRFコイルによってk空間の複数行のデータを同時（パラレル）に取得することで**撮像時間の大幅な短縮**が可能となります．

折り返しのアーチファクトのところで触れましたが（参照 Lesson 17-2），位相方向の撮像範囲は位相方向のサンプリング回数で決まり，位相方向のサンプリング回数を減らすと撮像範囲は狭くなります．もしデータ収集の回数を半分にすると，撮像時間も半分になりますが，位相方向に折り返しを生じます．パラレルイメージングでは短い撮像時間で複数の表面コイルを使って撮像し，発生する折り返しはコイルの感度分布を利用して後で数学的に補正する方法です．

パラレルイメージングの原理について2個の表面コイルを用いた例で説明しましょう．MRIでは通常k空間全体のデータを埋めて撮影します．撮影のデータ収集時にk空間の位相エンコード数を減らすと撮影時間は短縮しますが，折り返しを伴った画像となってしまいます（図18-11ⓑ）（参照 図17-5）

そこで，パラレルイメージングではあらかじめ複数の表面コイルを使用し，**リファレンススキャン**という撮影を行っておき，このリファレンススキャンの感度分布の情報を折り返し防止に使います．この撮影によっておのおのの表面コイルの感度を測定し，感度係数を算出します（図18-11ⓒ）．例えば図18-11ⓒのAボクセルの感度は全体の平均を1とすると，コイル①はAに相対的に近いため感度係数は0.8，コイル②はやや遠いため0.3と測定されます．

撮影のデータ収集時に位相方向のサンプリング数を減らすと撮影時間は短縮しますが，折り返しを伴った画像となります（図18-11ⓑ）．

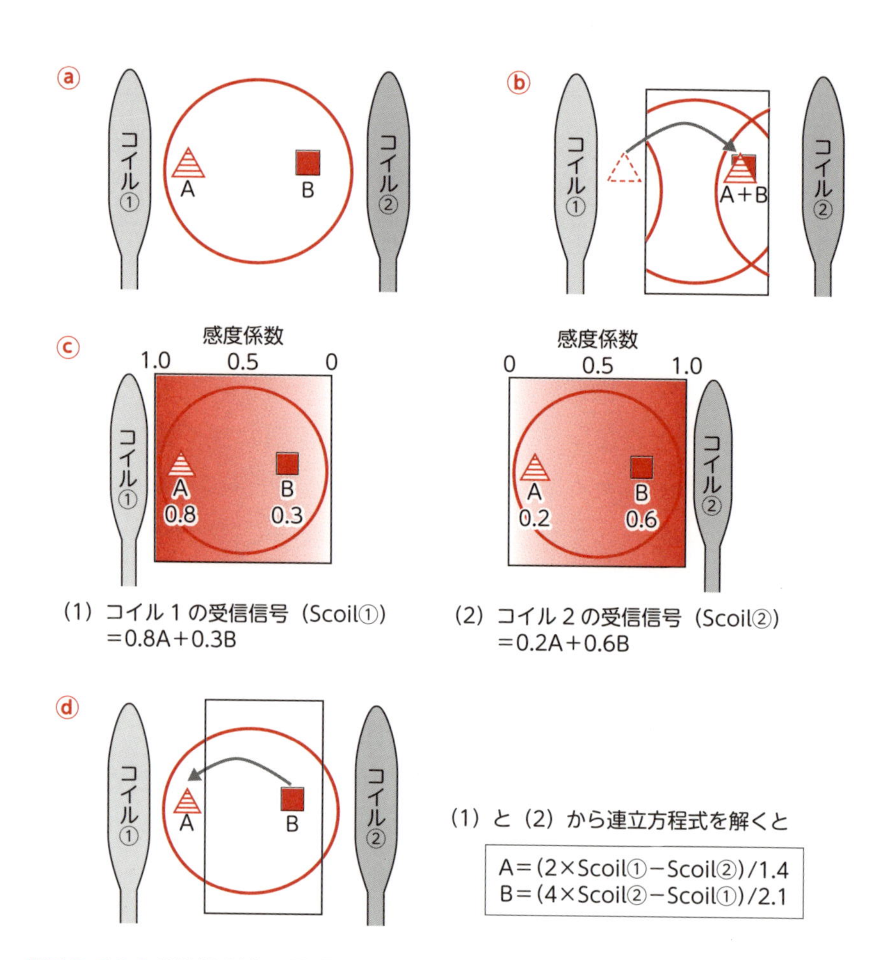

図 18-11 ● SENSE 法の原理

ⓐ物体をコイル①と②で撮像する．A はコイル①に近接した部位，B はコイル②に近接した部位である．ⓑ位相方向のサンプリングを減らすと撮像範囲が小さくなり，折り返しを生じ，A の信号と B の信号が重なる．ⓒあらかじめリファレンススキャンを行い，その感度分布をⓒとすると，コイル①では A がコイルに近いので受信信号も A が B より強く影響する．図ではコイル①では A の係数が 0.8，B の係数が 0.3，コイル②では逆に A は B よりコイルから遠いため，A は 0.2，B は 0.6 と B の係数が高くなる．この係数を使うことでコイル①での A+B の位置の信号はもともと近い A の信号の影響が強く，コイル②では同じ A+B の位置の信号は逆に B の信号の影響が強くなる．ⓓこれらのコイルの受信信号にリファレンススキャンの感度係数を入れて連立方程式を解くと，A と B の信号が分離可能であり，再び元の画像に展開できる．

このため，この例では本来別々の位置にあったＡとＢの信号が同じ位置に加算されます．しかし，あらかじめ先の**図18-11ⓒ**で測定したリファレンススキャンにより複数のコイルそれぞれの感度分布がわかっているので，折り返しを伴った画像を元の画像に展開できます（**図18-11ⓓ**）．

このようにパラレルイメージングでは複数の表面コイルを使ってコイルの感度分布を用いて位相エンコードを減らして撮像し（撮像時間は短縮する），発生する折り返しを数学的に補正しています．

索引

数字

欧文

A～E

F～I

K～N

O～S

T～Z

和 文

あ行

か行

さ行

た行

な行

は行

ま～ら行

[著者プロフィール]

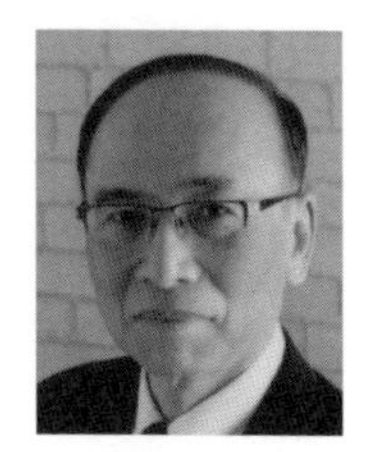

山下康行

熊本大学大学院生命科学研究部
放射線診断学分野 教授

MRIには日本に装置が導入された頃からかかわっている．もともと消化器，泌尿器の画像診断が専門であるが，ジェネラルな視点をもって画像診断を行うことにも関心がある．日本医学放射線学会の画像診断ガイドラインの編さんには委員長として携わった．最近ではAIにも興味をもつ．画像診断関係の著書，編著は10冊以上で，いずれもベストセラー．2019年に行われる第78回日本医学放射線学会総会会長，第47回日本磁気共鳴医学会大会長を務める予定である．

MRIに強くなるための原理の基本 やさしく、深く教えます

物理オンチでも大丈夫。撮像・読影の基本から最新技術まで

2018年3月20日　第1刷発行
2025年3月25日　第4刷発行

著　者　山下康行
発行人　一戸裕子
発行所　株式会社　羊　土　社
〒101-0052
東京都千代田区神田小川町2-5-1
TEL　03（5282）1211
FAX　03（5282）1212
E-mail　eigyo@yodosha.co.jp
URL　www.yodosha.co.jp/
装　幀　ペドロ山下
印刷所　日経印刷株式会社

ISBN978-4-7581-1186-7
